运动健身

"60岁开始读"科普教育丛书

上海市学习型社会建设与终身教育促进委员会办公室　指导
上海科普教育促进中心　组编
沈勋章　宋　闪　编著

YUNDONG JIANSHEN

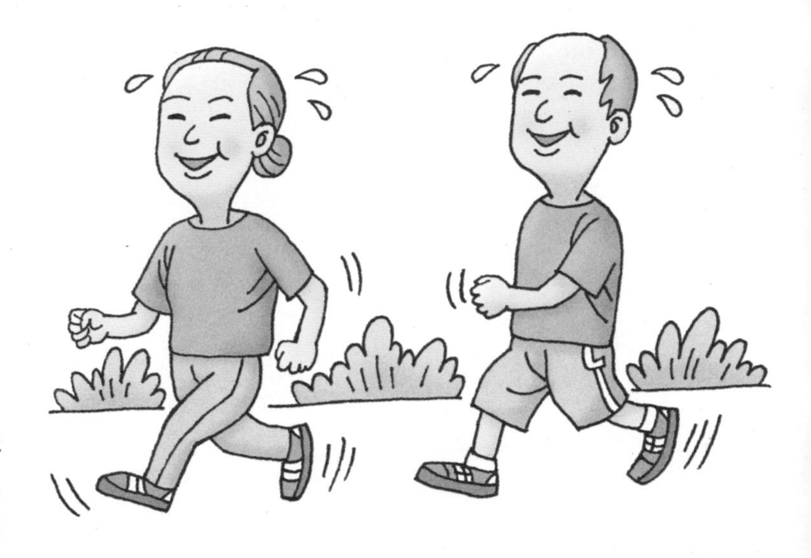

復旦大學出版社
上海科学技术出版社
上海科学普及出版社

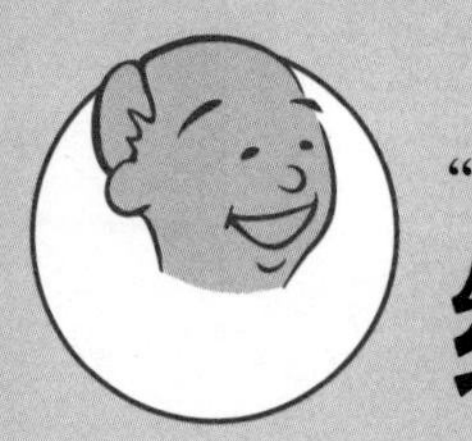

“60 岁开始读”科普教育丛书

编 委 会

本书编著　沈勋章　宋　闪

总序

党的十八大提出了“积极发展继续教育，完善终身教育体系，建设学习型社会”的目标要求，在国家实施科技强国战略、上海建设智慧城市和具有全球影响力科创中心的大背景下，科普教育作为终身教育体系的一个重要组成部分，已经成为上海建设学习型城市的迫切需要，也成为更多市民了解科学、掌握科学、运用科学、提升生活质量和生命质量的有效途径。

随着上海人口老龄化态势的加速，如何进一步提高老年市民的科学文化素养，通过学习科普知识提升老年朋友的生活质量，把科普教育作为提高城市文明程度、促进人的终身发展的方式已成为广大老年教育工作者和科普教育工作者共同关注的课题。为此，上海市学习型社会建设与终身教育促进委员会办公室组织开展了老年科普教育等系列活动，而由上海科普教育促进中心组织编写的“60岁开始读”科普教育丛书正是在这样的背景下应运而生的一套老年科普教育读本。

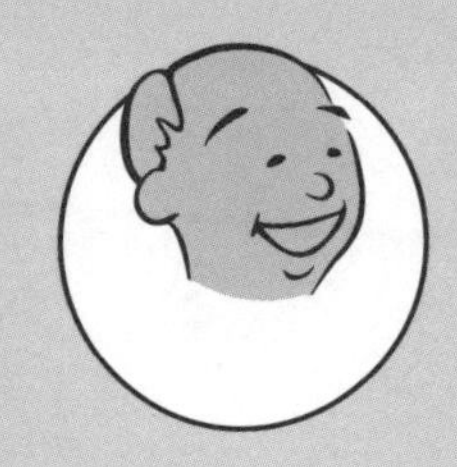

“60岁开始读”科普教育丛书，是一套适合普通市民，尤其是老年朋友阅读的科普书籍，着眼于提高老年朋友的科学素养与健康生活意识和水平。第三套丛书共5册，涵盖了健康体检、运动健身、权益保障、旅游摄影、玩转手机等方面，内容包括与老年朋友日常生活息息相关的科学常识和生活知识。

这套丛书提供的科普知识通俗易懂、可操作性强，能让老年朋友在最短的时间内学会并付诸应用，希望借此可以帮助老年朋友从容跟上时代步伐，分享现代科普成果，了解社会科技生活，促进身心健康，享受生活过程，更自主、更独立地成为信息化社会时尚能干的科技达人。

前言

生命在于运动，而运动要讲究科学性和合理性，这诠释了健身运动的真谛。随着全民健身理念的推广，越来越多的老年朋友加入到健身活动行列中，相应地如何科学、合理运动健身也成为老年朋友们关注的热点话题。

《运动健身》就是一本专门为解答广大老年朋友紧密关注的如何科学、合理运动健身的疑问而编写的知识读本。本书分为“了解自己，科学选择运动健身项目”、“明确注意事项，安全运动健身”、“常见运动健身项目”、“特殊人群如何合理运动健身”、“常见运动不适和运动伤病防治”5 个部分共 51 个问题，几乎囊括老年人参加运动健身活动时所关心的所有话题。

相信广大老年朋友认真阅读本书后，会科学、合理进行运动，健心健身，从而大有收获，长命百岁。当然，健身锻炼需要持之以恒，循序渐进。

本书导向明确，知识面广，指导性强，是广大老年人“科学、适度、安全、有效”开展健身活动的良师益友。

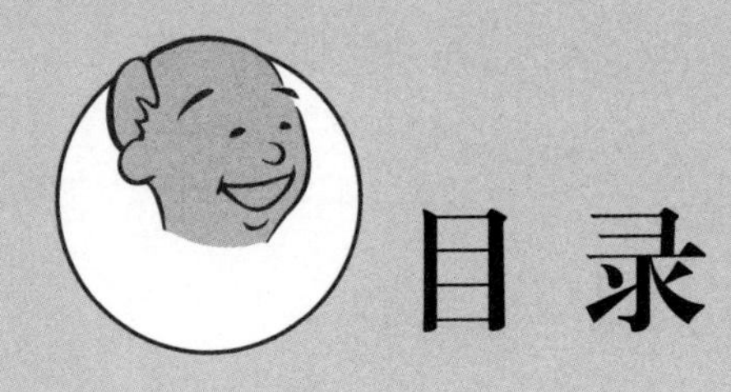

目录

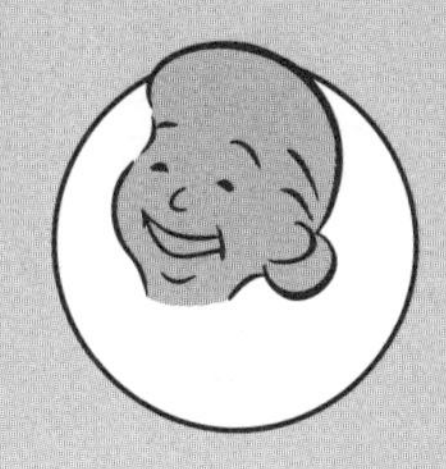

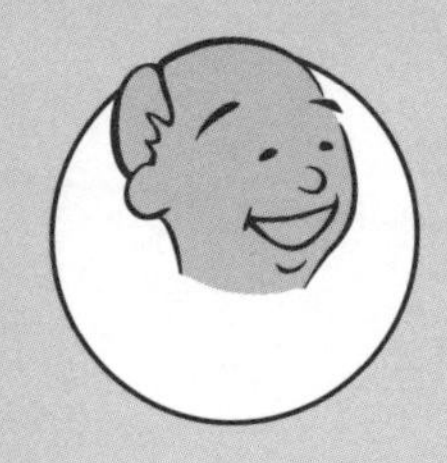

四、特殊人群如何合理运动健身 / 73

五、常见运动不适和运动伤病防治 / 97

一、了解自己,科学选择运动健身项目

1. 退休前后疾病易频频光顾是什么原因？

老年人退休前后，各种适应能力明显弱化，加之对所处的新环境不能及时调整，容易产生心理上的不适和体质状况的下降，似乎一夜之间各种病症找上了门。

一是心理和功能失调导致疾病产生。临近退休年龄，突然觉得果真老了，自我感觉无所适从，内心虚悬，心理郁结，对很多事物和现象都提不起兴趣，找不到乐趣，对打发以后的时间没有信心。往日工作的时候，虽然忙碌，但是每天都有完不成的工作，每天都有追求。退休后无事可干或者做事无关紧要，心里面总是空荡荡的，感觉有件珍贵的东西丢失了一样；退休以后远离自己朝夕相处的同事，社交圈子一下子变小，一时间感觉失去了一起聊天、一块儿吃饭的朋友，整日就是吃饭、睡觉、看电视、读报纸，内在的孤独感不断增加。老年人的失落感、忧郁感、孤独感的不断增加，记忆力也在衰退，极大地影响到身心健康，促使老年人的免疫力降低，心理方面的不适应和功能失调，从而引发各种疾病找上门。

二是体质状况下降导致疾病产生。人老退休以前，即使有朝九晚五的工作，人们还是会经常抽时间去锻炼，单位里的文体活动或者社区里的活动都会积极主动参加，使自己能够有足够的参与感与自豪感。可是当退休以后，发现每天的规律就是“等吃、等睡”，好像除了吃饭和睡觉就再没有什么值得做的事情，经常会有大把时间而不愿出门，不愿找以前的同事和朋友，也不愿参加社区里的文体活动，好像离开了单位，突然失去了归属感。文体活动不断减少，即使去参加社区里的文体活动，发现原有的体力也没有以前好，主要器官功能都已经在走下坡路，身体素质与运动能

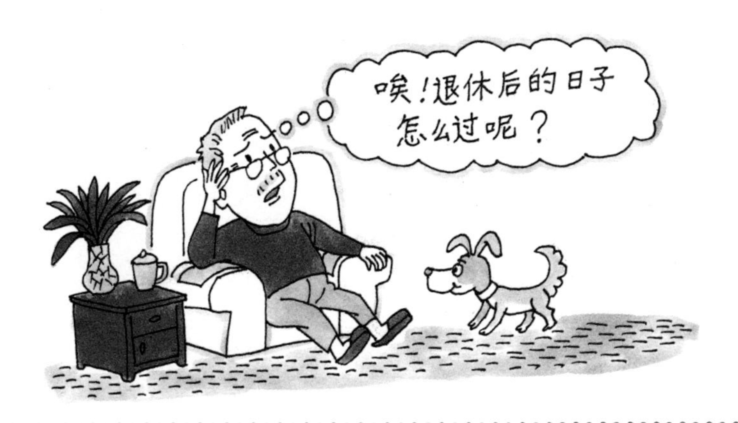

力明显下降，体能失衡。久而久之，各种疾病都会自动找上门来，临床医学称之为离退休综合征。

总而言之，心理上的不适应和体质上的功能弱化，导致疾病的频频光顾。我们要克服这些身心功能失调状况，用积极的态度去面对退休后的环境和身心的变化。老年人在发现身体各项素质走下坡路的时候，不应自暴自弃，而是要尽快调整心态，适应新环境的变化，不做那些高强度的剧烈运动，去做力所能及的、舒缓的运动，为自己的未来生活添加一份乐趣。

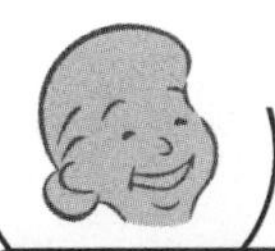

小贴士

目前我国已经进入老龄化社会，随着人口老龄化程度以及个体老化发展，众多老年病频频光顾，袭扰老年人群。因此，老年朋友在退休前后要学会坦然面对身体素质和运动能力的下降，更要学会努力积极地去参加体育锻炼活动，逐渐培养良好的体育生活方式，以提高晚年的生活质量。

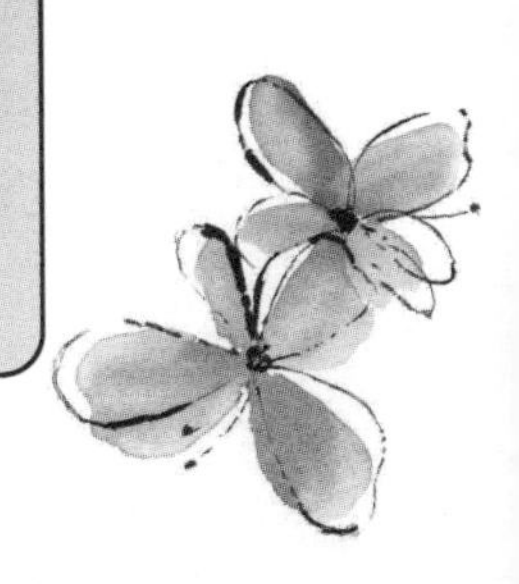

2. 反应变慢、动作迟钝是怎么回事?

随着增龄与老化,老年人身体各大器官的功能逐渐衰退,特别是中枢神经系统和运动系统功能开始衰退,其最终结果使得人的动作变得迟缓,人的记忆力也慢慢地衰退。伴随着大脑功能的下降,运动系统的肌肉爆发力小了,骨骼开始疏松变脆,关节韧带僵硬。由于大脑对外来刺激的处理过程慢了半拍,肢体的应答反应也就慢了一拍,不见了年轻时代的脑子灵活、反应敏捷。是什么原因造成这种现象呢?

首先,随着年龄的增加,老年人身体衰退最为明显的一是运动系统,二是神经系统,三是内分泌系统等。

运动系统衰退主要表现为肌肉功能衰退,如果说青年时代锻炼成的强健肌肉在中老年没有保养和锻炼的话,30 岁后肌肉功能及发展就开始走下坡路,到了 60 岁以后,肌肉功能下降的趋势就更加明显,失去了原有的力量。我们经常看到上了年纪的人在搬一些稍重的物品或者快走几步路,立刻就会腰酸腿痛,气喘吁吁,这是因为肌肉力量随着年龄的增加而功能弱化,肌肉的弹性降低,稍高一点强度或负荷重力的活动,立刻就会感到胳膊、腿酸痛,活动时间稍长就会发生耐力性疲劳。伴随着肌肉功能的进一步下降,关节、肌腱、韧带也会发生萎缩,肌腱的附着点很容易发生钙化或者僵硬,从而导致老年人的动作缓慢迟钝。

其次,人体的大脑和神经系统也悄然发生功能减退。与老年人聊天时,我们也会发现他们反应趋慢的现象。随着步入老年,身体的各个器官功能衰退,神经系统也在慢慢地老化,甚至神经系统的衰老更早于肌肉功能的衰退。研究证实,人体的神经细胞的数量会随着年龄的增长而慢慢地减少,尤其是海马区(控制学习和记忆)、中央前回(控制肌肉本体感觉)的神经细胞减少最为明显。

人体对外界刺激做出快速反应的第一环节是需要神经传导，但是随着年龄的增加，神经细胞树突也随之减少，周围神经纤维变性，导致运动和感觉神经纤维传导神经冲动的速度减慢，而且在突触传递中担当“信使”的递质也伴随着年龄的增加在逐渐减少，乙酰胆碱（记忆力有关）、多巴胺（肌肉运动有关）、去甲肾上腺素（睡眠质量有关）等神经递质的减少，导致老年人的记忆力下降、肌肉功能障碍、动作缓慢、情绪抑郁。此外，血液中胆固醇、低密度脂蛋白的大量增加，引发动脉粥样硬化，脑血流循环的阻力就会增加，血流的速度变慢，脑血流量就会减少，大脑供血不足，就会导致脑功能弱化，从而使老年人对内外环境的适应能力降低，智力衰退，容易产生倦怠感、注意力不集中、反应变慢，任其发展下去则容易导致老年痴呆。

生活中常见的“眼疾手慢”，就是老年反应变慢、动作迟钝的真实写照。既然老年人退行性改变是一种正常的不可逆转的自然现象，我们就应该以积极的心态去面对，培养良好的体育生活方式延缓其退化的速度，保持神经系统张力以及运动系统功能。

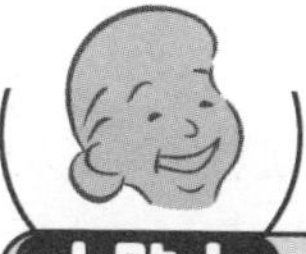

小贴士

研究数据证实，人类从 20 岁起神经细胞就开始减少，70 岁以上老年人的神经细胞总数减少达 45%，随之人脑的体积也在逐渐缩小，脑重会减轻，反应趋于迟钝。

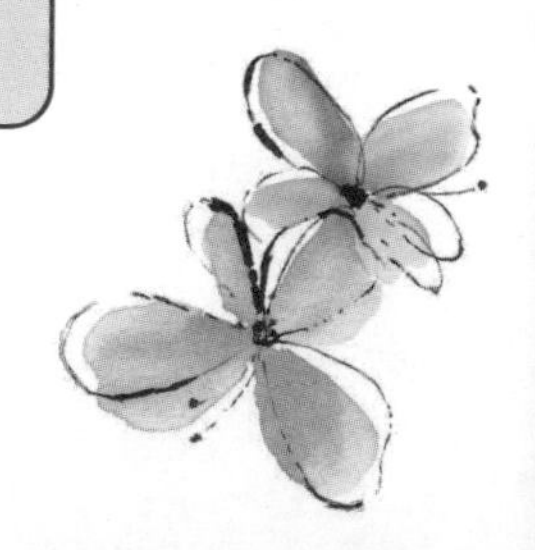

3. 早晨总醒得早是不是没睡好?

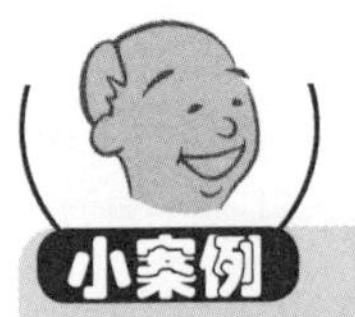

小案例

公园里绿阴下晨练的人比较多,调查发现其中大多为老年人群,这也成为城市中一道靓丽的风景线。很多老年人都说早晨醒得很早,而且难以再次入睡,是不是老年人没睡好、睡眠质量变差了呢?

研究资料表明,随着年龄的增长,老年人的睡眠节律发生改变,生物钟提前了,睡眠的时相也提前了,具体表现在老年人晚上上床睡觉的时间提早,早上起床的时间也提前。研究进一步发现,人体的睡眠时间会随着年龄的增长而发生变化。当人 40 岁的时候,睡眠的质量开始下降,深度睡眠减少,这主要与睡眠时的激素和免疫物质的分泌量发生改变有关,这些激素和免疫物质会随着机体的衰老而减少,所以老年人的睡眠周期也随之缩短。

(1) 腺垂体激素(如生长激素):对睡眠有一定的影响,而且腺垂体激素的分泌与年龄有很大关系。随着年龄的增长,老年人的身体已经完全发育成熟并步入退化期,组织的自我损伤修复功能也开始降低,所以在睡眠时需要分泌的腺垂体激素的量也就相对减少,对深度睡眠的需求也减少。

(2) 褪黑素:褪黑素是由人脑部的松果体产生的一种胺类激素。褪黑素具有促进睡眠、调节时差、延缓衰老、调节免疫的重要作用。松果体分泌的褪黑素,一般是从傍晚开始分泌,到深夜分泌量达到顶峰,早晨停止分泌。褪黑素分泌的数量与年龄有很大的关系。刚出生的婴儿体内只有很少量的褪黑素,随着年龄的增加，褪黑素的分泌量开始增多，于是形成比较明显的昼夜节律现象。生理学研究发现，3～5岁幼儿体内的褪黑素在夜间分泌量最高，以后随着年龄的增加，褪黑素的分泌量开始逐渐下降。特别是到35岁以后，体内自身分泌的褪黑素明显下降，其下降幅度平均每10年降低10%～15%，到老年时分泌量下降使得昼夜节律渐趋平缓。

(3) 人体的生物钟还与外界的昼夜周期变化同步：外界万物的存在与刺激，都会或多或少地影响我们的睡眠时间和睡眠质量，譬如光线照射、周边环境、运动方式、药物和社会活动等，都会影响与改变人体内的生物钟，形成个体的睡眠方式。老年人由于户外运动和社会活动减少，外出沐浴阳光的机会也会减少，所以体内生物钟的同步协调功能就会降低。

由此可见，清晨早醒是老年人普遍存在的一种正常的身体功能变化，这与生理年龄有关。如果非疾病造成、非大事所扰，每天能够保持优质的睡眠质量，每天感觉头脑清醒，就没有任何问题。另外，老年人还可午后补觉，以补充欠缺的睡眠时间。

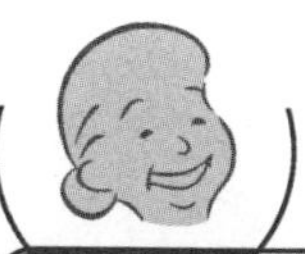

小贴士

事实上，老年人每天能够保证7～8小时的睡眠就可以了，关键在于睡眠的质量，在于保持生活的规律性。专家建议，健康但睡眠时间过短的老年人平日里多参加户外健身运动，增加沐浴阳光的时间，其睡眠质量就会相应地提高与改善。

4. 老年人容易跌倒的原因有哪些？

老年人因老化而出现反应变慢，动作迟钝，体力弱化，手脚不灵便，再加上不时缠身的各类慢性病痛，极易发生事故，其中跌倒是最常见的事故之一。那么，老年人跌倒的主要因素有哪些呢？

(1) 生理因素：老年人随着年龄的增加，身体各个方面的生理功能都会出现不同程度的退变衰减，主要表现为反应迟钝、动作迟缓、视力下降、听力减退、平衡能力失调等，会造成失衡、失稳、腿脚无力，导致步态的不稳和肌肉功能的失常，从而诱发绊倒、滑倒等意外跌倒事故。

(2) 药物因素：大部分老年人或多或少地患有慢性病痛，譬如失眠、高血压、高血糖、心脑血管疾病等，这些治疗高血压、失眠的药物有相当大一部分会影响人的视力、精神状态、步态稳定性等功能，而且老年人由于身体功能的退化，对药物的耐药性和敏感性不同于年轻人，更容易产生动作迟缓和反应变慢，容易导致跌倒。而且患者大多是多种药物同时服用，这样就更增加了跌倒的危险性。

(3) 疾病因素：常听人说，人一老，好多疾病都会自动找上门来。数据表明，有 83.12% 的老年人患有各种慢性疾病。譬如神经系统退行性病变(帕金森病、阿尔茨海默病、亨廷顿病、肌萎缩侧索硬化症等)，由于患者丧失了部分感知觉功能，中枢神经系统和骨骼肌系统之间的协调功能紊乱，老年人的身体平衡和精神功能降低，更容易造成跌倒；此外，还有一些骨关节炎、高血压、糖尿病的并发症等，都会影响身体的平衡能力，造成步履艰难，导致跌倒。

(4) 心理因素：老年人由于视力和听力的下降、健忘症或其他功能障碍，在遇到一些紧急事情的时候，经常会发生困惑和恐慌，想要迅速地做出反应，却总是动作出错或心有余而力不足，表现出动作迟缓、动作失调、平衡失控，容易造成跌倒。有些老年人不服老，争强好胜，对自己现有的能力往往估计过高，对可能存在的危险因素缺乏足够的认识，或者不愿意麻烦他人，什么事情都想要自己去做，什么事情都想争着去做，这也可能是容易造成跌倒的原因。

(5) 环境因素：地面太滑或不平整；房间过道光线太暗；家里家具太多、拥挤不堪，还有很多棱角；有过多的障碍物、上下台阶没有扶手，等等，众多不良环境因素都会使老年人感到一定程度的恐慌进而做出误判，对自身的平衡能力失去信心、手足无措、失重失衡，这也是容易造成跌倒的诱因。

因此，老年人跌倒重在预防，老年朋友要对自己的身体有一个正确的判断，采取更为主动有效的防范措施，从而创造出更适合老年人生活的环境，在源头上防止老年人跌倒事故发生。

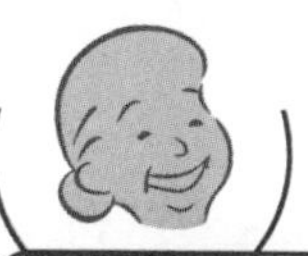

小贴士

老年人的跌倒可能会导致不同程度的组织损伤、骨折、低血糖症状、脑震荡休克，甚至是死亡。独自出门的老年人发生跌倒后果更加严重。因此，老年人跌倒具有多种危险性，要严防跌倒。健身运动能够促进老年人身体协调性、柔韧性和平衡能力的改善。

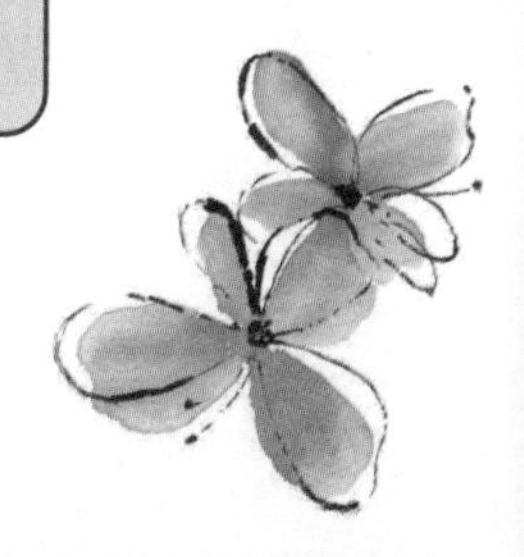

5. 怎样请医学专家或运动专家开健身处方?

众所周知,患者上医院看病就诊,医生会根据其病情和诊断结果开具处方,临床上称之为医学处方。处方里规定了患者所服用的药物、规格、剂量、用法用量等内容。随着全民健身运动的科学普及,体育健身也讲究科学、适度、安全、有效的原则,运动锻炼其实也强调针对性和有效性,因人而异,因材施教,于是出现了运动处方、健身处方。事实上健身需求者面对数百种运动项目、数千种健身方法,还真有点不知所措、急需指点。

健身处方就是社区医生、康复师、理疗师、运动医学专家、教练员、社会体育指导员等专业人员根据老年人的身体健康情况,制定出一种科学的、合理的、定量化的体育锻炼计划,这个计划具有处方特点,有推荐性运动项目、运动强度和频度、注意事项等。

健身需求者或慢性病患者要求给予科学健身指导,这就需要指导者在开具健身处方之前,先对老年人的身体进行全面、综合的评定。全面综合评定主要包括:

(1) 基本信息记录:包括年龄、性别、病史、运动史、生活习惯、睡眠状况等基本信息,以及老年人对体育的认识和运动喜好与否。

(2) 对个体衰老程度的评估:身高缩短是较早出现老化的指标,还有老花眼、老人斑出现、肌力减退、皮肤松弛、牙齿松动脱落、毛发变白稀疏、脱发谢顶、听力锐减、健忘症、生活能力下降等评估指标。

(3) 健康状况的评估:主要是心脑血管功能状况、有无慢性疾病以及病变严重程度等，是制定健身处方的重要依据。

(4) 体质状况的评估：市区的各体质检测站可免费进行老年人体质指标的测量和评价，根据体形、肺功能、上肢力量、身体柔韧性、平衡能力和反应时间 7 项指标状况给予健身处方。建议老年人每年应该进行一次体质测量。

(5) 推荐性健身处方：依据上述检查结果，在众多的运动项目和健身方法中，推荐 1～3 项适合的运动项目给健身需求者，开始尝试健身练习。高龄人和高危患者要听取医生意见，以便于配合医学治疗。有条件还需要检查一下心肺功能和代谢功能，以防运动损伤的发生。

健身处方主要包括：健身项目、适应人群、运动强度、运动时间、运动频率、辅助方法、注意事项以及后效评估等内容。

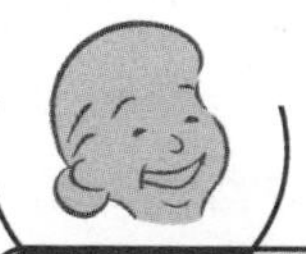

小贴士

上海部分街道社区也设有体质监测站，老年朋友在有空时可以就近去做一次体质检测。工作人员会根据各人的体质检测情况，推荐个人健身处方，指导老年朋友科学健身。

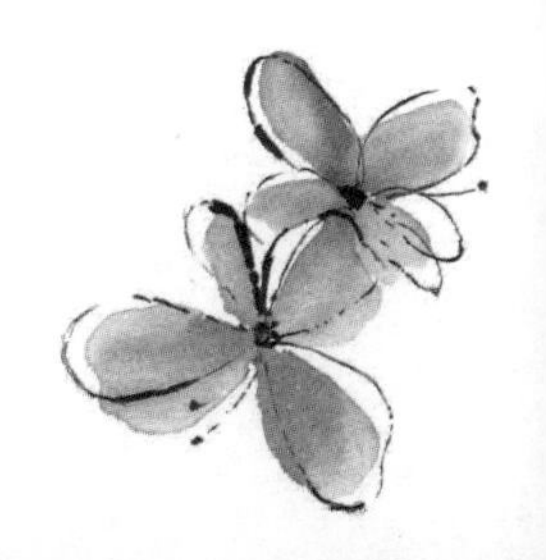

6. 动作平缓柔和的有氧运动项目为何受到青睐?

现在越来越多的人喜欢上瑜伽、太极拳、木兰拳、关节操、健身走、健身慢跑、自行车骑行等运动。这些运动项目由于强度适中,动作平缓柔和,机体能承受,能够使健身者不缺氧、体力恢复快、精神状态好,而被称为有氧运动,更符合老年人、弱体质人、亚健康者、慢性病患者以及性格外向人的健身需求。

众所周知,老年人心肺功能衰退,运动能力下降,动作平缓柔和的有氧运动项目,既不会让老年健身者觉得运动量太大而难以承受,且能够增强心肌收缩力,提高心脏泵血功能,心搏血液输出量增加,心率减慢,心肌耗氧量下降。因此,经常参加有氧运动对维持和改善心脏功能具有独特的作用。

"有钱难买老来瘦",老年健身人群中减肥者居多。动作平缓柔和的有氧运动是控制体重、减少脂肪的有效手段。经常参加有氧运动,能够提高身体的代谢率,消脂瘦身,减少内脏脂肪的堆积,同时降低了食欲,减少了热量的摄入,从而达到瘦身减肥的目的。

高血压已经是当今老年人大多存在的病症,参加有氧运动可以调节人体的自主神经系统,降低迷走神经的系统压力,可以改善心态;有氧运动可以促进人体内钠离子的排出,相对降低血容量;有氧运动还可以增加毛细血管的数量,肌肉血管扩张,血液循环得到改善,外周阻力下降,都可以达到降压的目的。

老年人的生理功能日趋下降,骨骼肌的总量减少,肌肉失去力量,骨骼疏松变脆,关节废用僵硬,韧带肌腱失去弹性,身体大关节活动度下降，引起人体各项素质开始下降，不愿意活动又加剧了身体功能失去活力。经常参加有氧运动，能够增加肌肉的力量，加强骨骼的坚韧性，提高关节的灵活性，改善韧带的柔韧性，对人体的本体感觉和平衡协调能力也有很好的发展。

大脑是需要氧气才能工作的器官。经常参加有氧运动，可以加快新陈代谢过程，改善血液循环和氧利用率，增加大脑的血流量，增强大脑和神经活动兴奋性，思维敏捷，耳聪目明，从而加快反应能力。

总之，有氧运动能够全面提高人体的心肺功能、身体素质，减轻体重，改善反应能力，是老年人增强体质、延缓衰老的主要运动方式，也是吸引老年人科学适度、安全有效运动的主要原因。

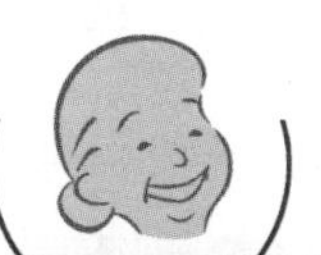

小贴士

有氧运动指任何富韵律性的运动，在运动过程中人体吸入的氧气与需求相等。其运动时间较长（15 分钟或以上），运动强度在中等或中上的程度（最大心率的 75%～85%）。有氧运动的项目有长跑、骑单车、爬山、各种球类运动、太极拳等，对脂肪消耗有着重要的作用。

无氧运动是指负荷强度高、瞬间性强的运动，所以很难持续长时间，而且疲劳消除的时间也慢。运动形式表现为短跑、肌肉器械训练、举重等项目。

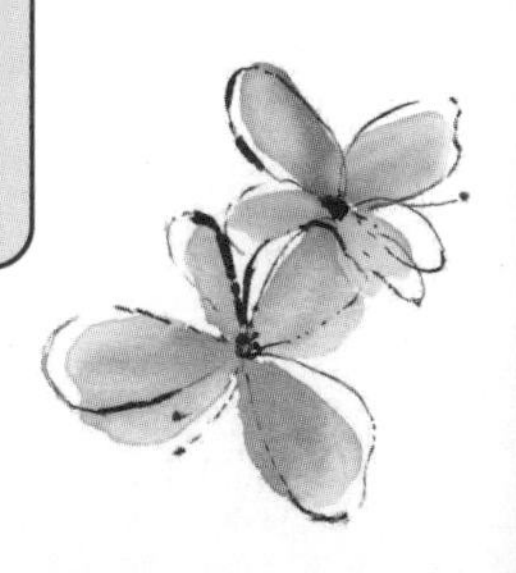

7. 提倡选择简便易学的全身运动项目原因何在?

现在我们经常看到老年人在做一些简单易学的体育健身运动,如打太极拳、做广播操、跳广场舞等,甚至很多老年人聚集在一起仅仅是简单地甩甩手、伸伸臂、扭扭腰、踢踢腿,期间顺便聊聊天、唠唠嗑,十分惬意快乐。其实,全民健身的导向也是希望老年人能够更多地选择这些简单易学的全身性活动项目。这是为什么呢?

就健身项目和健身方法的本身来说,不同的运动项目都有自身的技术动作特点,学会了也能分享不同的乐趣。但是很多复杂难学的项目,如果不能正确地掌握其中的技术要领,非但不能达到健身的目的,还会造成错误的动作定势、养成不好的运动习惯,有时甚至会发生运动损伤,这就事与愿违了。

对于健身项目和健身方法的选学者来说,健身锻炼点给老年选学者提供康体健心的场所,这里就像一所学校,有辅导老师,还有一群学生。此外,老年人比年轻人更需要倾诉,更需要社交。我们经常看到在社区健身苑、居委会健身点、绿地或者各大公园,众多老年人聚集在一起进行体育锻炼,伴随着说笑、拉家常、谈体会。老人们聚集在一起进行锻炼,更容易普及每天操练的健身活动项目,由于动作简单,大家在短时间内都可以学会,可以聚集在一起巩固,又可以有更多的社交活动时间,这样才能激发群体活动的积极性和运动的潜质。

每个人参加健身锻炼是希望运动后能够带来更多的心理愉悦和成就感受,简便易学的运动项目可以在很短的时间内学会,不用很费力地去记住每个动作要点,熟练后可达到“炉火纯青”,

并且锻炼的效果也更好，在锻炼的过程中也获得了自我的成就感，幸福指数直线上升。

反之，如果老年人选择一些复杂的运动项目，短时间内无法学会其技术动作，久而久之，就会对体育锻炼产生厌烦心理，不能够长久地坚持下去，从而中断了体育锻炼。同时，很多复杂性的运动项目，需要强大的肌肉力量支撑，需要更多脑力去记忆，这些都是老年人所顾忌的。老年人随着年龄增加，肌肉力量慢慢衰退，关节活动度下降，肌腱也随之慢慢僵硬，很难胜任复杂的运动项目，技术要领多、难度大，带来更多的是挫败感，会让老年人失去健身锻炼的原动力。复杂的运动项目经常是比较陌生和崭新的，在学习的过程中这些项目提供给人们的信息特别多，需要老年人不停地去处理这些新信息。老年人的反应速度比较慢，记忆力也比较差，经常刚学会这个动作，就已经忘记了上一个动作。这些复杂的信息交织在一起，对锻炼者无论是心理上还是生理上都是个沉重的负担，失去了原本参加锻炼后身心愉悦的想法。

因此，老年人选择自己喜欢的、简单易学的、户外集体的、受众面广泛的健身活动，才能获得更多的运动乐趣和吸引力。

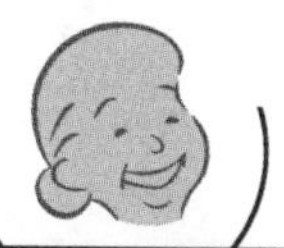

小贴士

老年人一般可以选择那些动作技术容易掌握、技术要求较少的体能类为主的运动项目来进行健身锻炼。

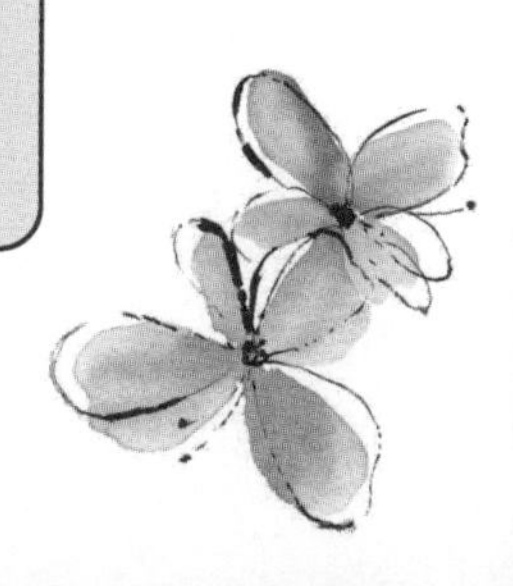

8. 怎样根据活动量来挑选运动项目？

活动量就是运动负荷，又名运动强度，它是掌控运动量大小的关键。这有点像医生治疗患者要给予不同的药物，健身锻炼活动量也是如此。

每位老年人的衰老程度不一，体质状况有好有坏，健康水平差异更大，对运动偏爱口味不同，这就给挑选符合自身需求的运动项目和方法提供了依据。个体的功能状况、身体素质的强弱、运动能力的大小，更是决定运动量大小的依据：体质好的老年人，运动量可以大一点，时间可以长一些；体质弱且患有慢性病的老年人，运动量就只能做最小量考虑；初练者运动量小一点，体力能胜任后则逐渐加量，循序渐进。

为了处理好老年人运动项目和活动量之间的关系，专家建议要从三个需求开始：一是从基本需求开始，二是从简单要求开始，三是从拳、操、舞、扇等户外全身集体性运动开始。

从基本需求开始，就是老年人要“动起来”。常言道，生命在于运动，生命在于科学、合理的运动，运动要讲究科学性，培养良好的体育生活方式是提高生活质量的有力保证。首先，要对自身老化程度与衰老进程进行评估；其次，通过每年医学体检，了解患有哪些慢性病及病情严重程度；再次，老年人体质测试后，掌握自己体质状况好坏、哪些体质指标出现偏差，最后顺势而为，启动个体健身活动。无论是突出健心、健美为目的，还是突出健身、增寿为目的，都应该围绕健身处方有计划开展。

从简单要求开始，选择 1～2 项能够做到的运动项目和方法进行尝试。符合自身喜爱的运动项目才能持久。运动量要因人而异，从小到大，量力而行，逐渐适应。坚持选择方便的健身场地和时间，就地就近开展健身活动，如健身苑点、学校场地、生活社区、家居阳台等。最好有专家指导，有家人与伙伴共同练习。慢性病患者要听从医嘱，有效控制运动量，实行药物治疗和体育锻炼相配合。

从拳、操、舞、扇等户外全身集体性运动开始。老年人应该选择简单运动、全身运动、户外运动进行集体练习，这会给个体健身活动和计划带来活力。

(1) 拳操项目：有老年健身操、广播操、老年健身舞、韵律操、中老年迪斯科、柔韧体操、健身体操、扭秧歌、简式太极拳、太极剑、木兰拳、五禽戏、八段锦、毽球、悬垂、牵引练习等；

(2) 走跑项目：有健身走、健身慢跑、万米长走、功率车、跑步机、太空漫步器等；

(3) 竞技项目：有长距离游泳、划船和划船器、乒乓球、羽毛球、老年足球等；

(4) 休闲项目：有棋类、门球、垂钓、高尔夫球等。

这些都是老年人喜爱选择的有氧运动项目，运动量亦比较容易自我控制。

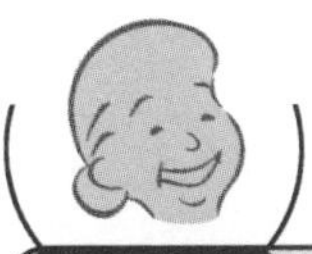

小贴士

正所谓"看菜吃饭"，不可一时赌气气盛，一口想吃成个胖子，更不可能一夜之间把孱弱的体质建设好，把身上所有的病痛消除掉。只有选择适宜的、有效的运动强度，量体裁衣，持之以恒，才能见效。

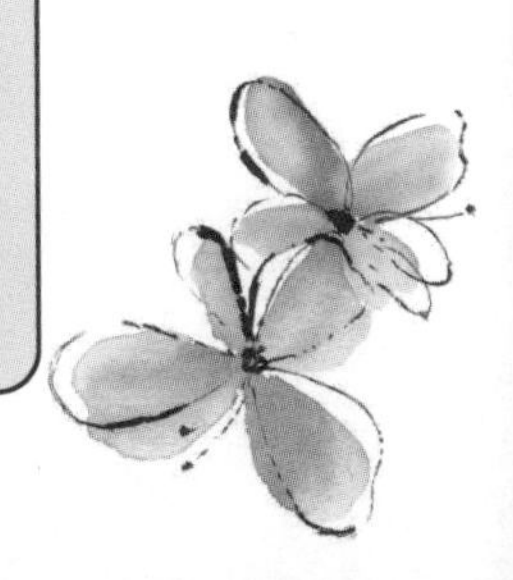

9. 怎样因人而异挑选运动项目?

随着健康意识的增强,越来越多的老年人加入体育锻炼群体中。然而,面对数百种健身项目、数千种健身方法,是不是所有的项目和方法都适合呢? 如何选出几项适合自己的健身项目和方法呢?

科学健身理念告诉我们,每个人都要根据自己的年龄、性别、性格和体质健康状况来挑选适合自己的运动项目。也就是说,运动项目的选择要因人而异。

对于老年朋友来说,生理功能衰退,运动能力下降,可以选择简单易学、动作平缓柔和、运动强度较小的有氧运动项目,运动持续时间可以适当地延长、逐渐地延长,运动强度要适宜。所选择的运动项目,都要以自身年龄、健康状况、身体状况、生理功能和当前的运动能力为依据,不要一味地追求项目的刺激、运动强度和运动持续时间。

体弱的老年人平衡力较差、重心不稳,行走时稍不小心可能发生摔倒,因此可以选择步行、慢跑、爬坡、跳绳、健身步道等轻缓的项目。如果平衡很差的话,一定要注意带根拐杖或带上老伙伴。

散步速度也最好由慢到快,步数由少变多,走跑相兼,逐渐过渡到慢跑,使全身器官都参与到运动中,促进新陈代谢;如果老年人属于偏胖的体形,则可以延长步行的时间,多走一段运动距离,如计步运动,多个月后再考虑万米长走要求。

健身走还可以促进血液循环和新陈代谢，改善心脏的功能，消耗血液中脂质代谢，减少体内脂肪含量。

事实上，老年朋友个体之间的差异较大，其运动项目、运动强度和间歇时间以及运动频率也要注意因人而异。只要老年朋友能够根据自身的实际情况，客观科学地选择符合自己的运动项目，培养良好的体育生活方式，就会收到满意的运动效果。

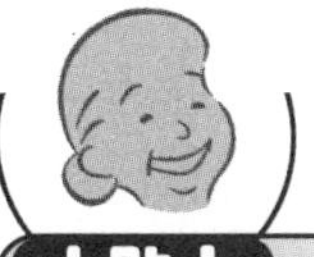

小贴士

如果老年人患有糖尿病，除了按医嘱治疗外，运动锻炼可以消耗血糖，减少降糖药的使用剂量，促进人体胰岛细胞功能恢复。但是运动专家指出，患有糖尿病的老年人进行体育锻炼时注意不能空腹，也不能服用降糖药或注射胰岛素后参加体育锻炼，其练习强度以健身步道、健身跑、跑步机、功率自行车、健骑器、跳绳等一些周期性运动项目（指动作结构单一固定，且需重复多次，以竞速为主的运动项目）为主，中等运动强度为宜。

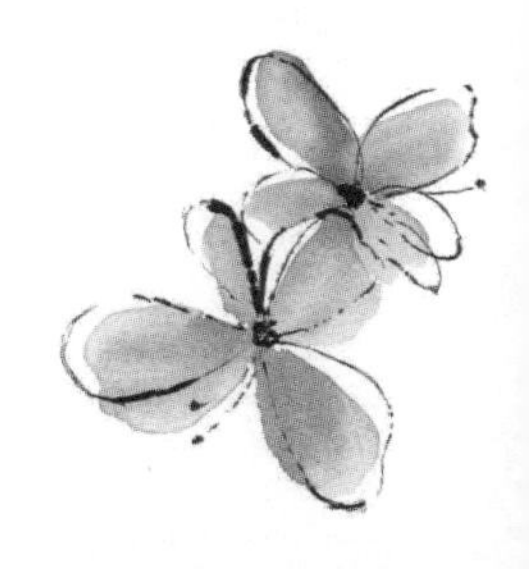

10. 挑选运动项目时为何要服老？

运动项目种类众多，健身方法更是五花八门。老年人盲目选择运动项目，非但不能达到锻炼的效果，费时费力，还有可能会对老年人的身体造成损伤。因此，老年人在进行体育锻炼的时候要服老，要选择适合自身特点的体育项目，而不是根据别人的推荐和喜好盲目地进行选择。

第一，许多健康的老年人从年轻时就喜爱体育运动，一直保持运动训练没有终止。他们的身体体能技能状态良好，是竞技体育爱好者，所以才有了老年足球队、老年篮球队、老年赛艇队、老年自行车队等，能够参加各类比赛、进行中老年迪斯科等表演等。冬泳爱好者中也以中老年居多。

第二，竞技体育项目可分解出许多健身项目和健身方法可供老年人学习和练习。譬如，从田径项目到万米长走及慢跑，从自行车项目到功率自行车及健骑器，从赛艇项目到测功仪及划船器，从体操项目到健美操及老年形体操，从举重项目到举重机及综合练习器等，这对于增强体质进而提高健康水平有益，广大老年朋友们可自我选择。

第三，全民健身项目、非奥运会项目，也可供广大老年朋友选用。譬如，游泳、太极拳、健身球、门球等项目适合老年人选择，百姓健身房、社区健身苑也是老年朋友可以常去光顾的公共健身场所。

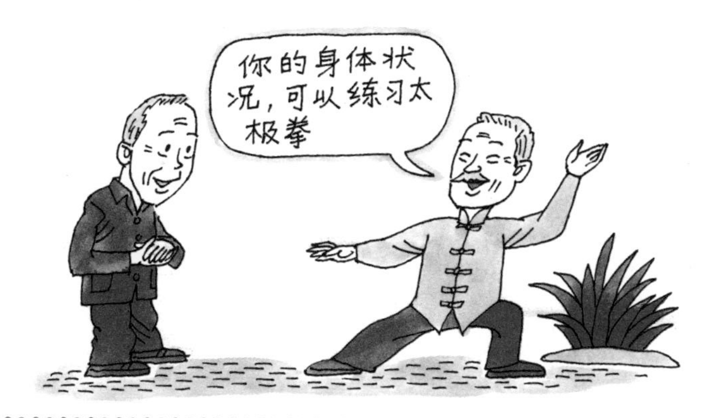

第四，老年人一定要服老。生龙活虎的中青年时代已经过去，面对现实必须要在心底服老。老年人的健身锻炼活动要科学适量，只有科学适量，才是安全有效的。老年人要选择与年龄相称、力所能及的健身项目和健身方法，否则往往会事倍功半、事与愿违，搞不好既达不到健身的目的，还会产生运动伤害。

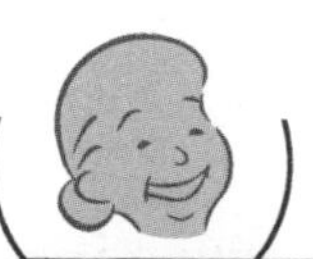

小贴士

个人如何选择运动项目呢？专家建议分三步走。第一步：通过明确评估自身体质状况、健康水平以及兴趣，暂时尝试某个健身项目，确定有时间、有能力参加某项目的锻炼；第二步：通过一段时间的健身活动，对健身项目学习、辅导老师、健身团队成员、自身锻炼感觉与效果进行初期评估，比较利弊大小，最后确认是否继续坚持锻炼，否则选择其他健身项目；第三步：坚持下去，健身运动付出的是时间和汗水，获得的是健康和长寿。

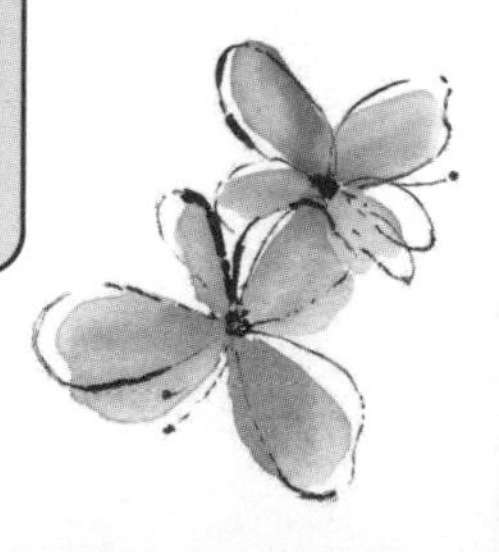

11. 容易导致损伤的运动项目有哪些?

众所周知,运动不当容易导致损伤。老年朋友在参加体育锻炼、挑选健身项目时,要注意避免选择那些容易造成运动损伤的项目。容易导致运动损伤的项目有哪些呢?

跳水、体操、蹦床、艺术体操、花样滑冰、花样游泳和武术套路等,属技能主导类表现难美性项目,都需要高难度的技术动作。经常会由于爆发力过大而造成局部组织损伤,或者是因为身体柔韧性不够、肌肉的弹性不佳,造成肌肉或韧带的急性拉伤。

摔跤、柔道、拳击、击剑、跆拳道等,属技能主导类格斗对抗性项目,这些项目大部分都需要运动双方肢体的直接碰撞。你给对方使用多大的力量,你承受的反作用力也就越大,肌肉的力量不足,防守躲闪不够迅速,很容易造成关节的急性扭伤和挫伤。

乒乓球、羽毛球、网球、软式网球、排球、沙滩排球、藤球和毽球等,属技能主导类隔网对抗性项目。隔网对抗虽然避免了运动双方肢体的直接冲撞,但是经常会由于技术动作的不规范造成运动损伤。

足球、篮球、手球、水球、曲棍球和冰球等,属技能主导类同场对抗性项目。在同场对抗中,运动双方经常会发生身体的碰撞和对抗,在争夺球的过程中,身体重心的位置一直在改变,很容易失去平衡,造成腰、肩、膝、踝等身体大关节的扭伤。

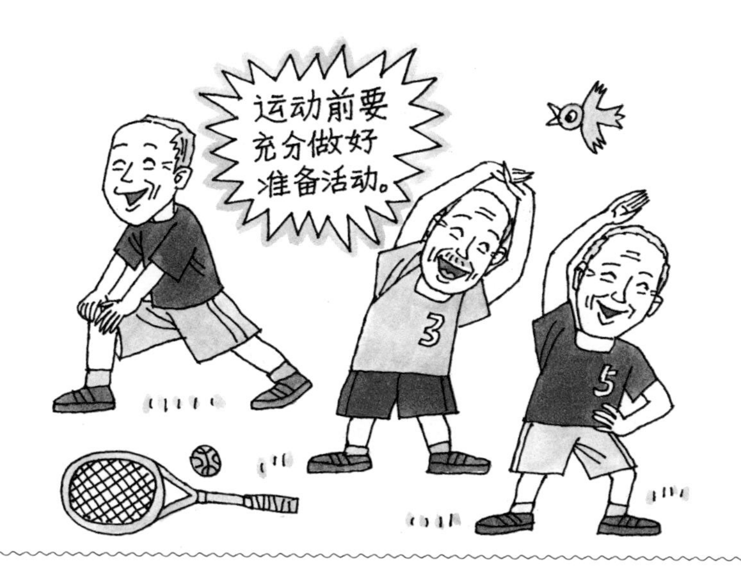

跳跃、投掷和举重等，属体能主导类快速力量性项目。跳跃项目经常由于落地角度及技术动作的不正确，造成肌肉的损伤、踝关节和膝关节的韧带扭伤。投掷项目由于技术动作的复杂性、力量与柔韧素质的欠缺，造成运动损伤。

归纳起来，老年人发生运动损伤的主要原因有以下 5 点。

(1) 思想上不重视：很多老年人总是对自我能力评估过高，不服输、不服老，精神上过于放松或过于紧张。当要发生运动损伤的时候，由于反应比较慢、动作迟缓，没有办法控制和避免损伤的发生。

(2) 运动前准备活动不足：非专业训练往往会轻视身体的准备活动，急于进行体育锻炼。殊不知如果准备活动不足，人体的肌群、关节、韧带都没有预热，各个环节没有伸展开，组织还处于比较黏滞的状态，关节腔内的滑液太少，机体的柔韧性、灵活性、协调性都处于一个比较低的水平。如果这个时候进行大幅度的肢体动作，极易造成运动的损伤。加上内脏器官启动远比外周肌肉缓慢，准备不充分，血液循环不畅，组织器官瘀血，出现功能失调，易导致运动损伤的发生。

(3) 技术动作不合理：有一些比较复杂的运动项目，如果初学者没有能够完全掌握技术动作要领的话，错误的动作姿势会导致用力的角度、幅度发生偏差，长时间做错误动作的话，自然会对身体的某些部位造成运动损伤。比如说网球肘、腕管综合征、游泳肩、足球踝、急性腰扭伤、习惯性脱臼、疲劳性骨折等。

(4) 场地设施不合理：比如说篮球、排球、手球运动，当场地设施质量不能满足运动训练要求时，健身者只能在水泥地面上进行反复地跳跃和急停奔跑动作，每次跳跃落地的时候，坚硬的水泥地对膝盖、脚踝的冲击力非常大，长此以往，很容易造成骨关节运动损伤。

(5) 天气原因：雨雪天气造成室外锻炼的路面湿滑，运动加器械的锻炼活动，极易造成人体平衡失控而滑倒。

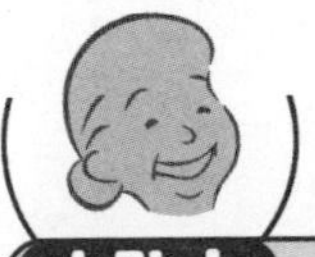

小贴士

众所周知，老年人健身宜突出健心、增寿的目的。如果健身目的出现偏差，忽视准备工作，容易造成运动伤病，必须加以注意。

二、明确注意事项，安全运动健身

12. 怎样做好运动前的身体预热活动？

身体预热活动又称身体准备活动，老年人健身虽说运动强度不大，但是身体预热活动可以克服生理上的惰性，提高肌肉内温度，降低肌肉组织的黏滞性，使肌肉的弹性和伸展性增加，同时提高大脑的兴奋性，增强身体各个器官的调节支配能力，提高健身效果和防止运动伤害。那么，怎样做好运动前的身体预热活动呢？

首先，思想上要重视。许多锻炼者总是认为身体准备活动的作用不大，或者认为自身素质很好、急于进入锻炼状态。殊不知，如果不做任何身体预热活动或准备不充分、急于进行锻炼的话，中枢神经系统仍处于低迷的状态，整个人的兴奋性还很低，大脑对身体各个器官的调节支配能力减弱，突然运动负荷过大，心肺功能受到强烈的刺激，不能够迅速地做出保护反应，很容易造成运动损伤的发生。

其次，与预热活动内容有关。安排身体预热的活动内容，不宜过于复杂，老年人预热活动的动作要相对简单，可以适当地安排一些游戏性质的内容。比如说双人操(两个人合作完成)既增加了老年人之间的社会交往能力，还能够提高大家的团结协作精神。有条件的还可以做一些绳操、带操等不同形式的预热活动。

再次，预热活动的运动量要掌握适当。不宜过大、过小，比例要适当。老年人在锻炼的时候要根据不同的锻炼内容、不同的身体状态、不同的季节进行调整。比如冬天的气温比较低，身体预热的活动时间就要适当地延长，而且活动的强度和密度都要大一些，让肌肉温度更快速地升高、肌肉间的黏滞性下降，各个关节、肌肉和内脏器官的功能水平能够充分调动起来。如果是在夏季，环境温度比较高，身体预热活动的时间可以缩短，活动量可以适当地减少，以减少能量的消耗。如果预热活动的运动量过多，造成疲劳的话，会影响主要健身项目的锻炼效果，而且人在疲劳状态下的锻炼也很容易受伤。

实际上，老年人的身体预热活动来得更慢、更长，预热强度与整个健身活动相比，分割得不是那么明显。

最后，要强调健身锻炼前进行身体预热活动是必须动作。健身者在进行身体预热活动时，要充分考虑自己的年龄、性别、运动场地和器材熟悉情况，在此基础上身体预热活动的内容可以多样化和有针对性。合理安排锻炼内容和锻炼方法，提高对预热活动的兴趣，能够使老年人更加积极地投入到运动健身活动中。

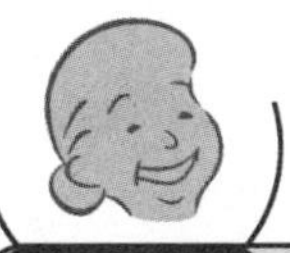

小贴士

身体预热活动，如肢体伸展拉伸关节肌肉、持续拍打肢体提升大脑兴奋性、较长时间慢跑增加内脏器官血液循环等，主要的目的就是让健身者在正式进入锻炼的时候，全身各部的肌肉、韧带、关节都能够伸展开，防止组织黏滞导致在运动过程中出现损伤。

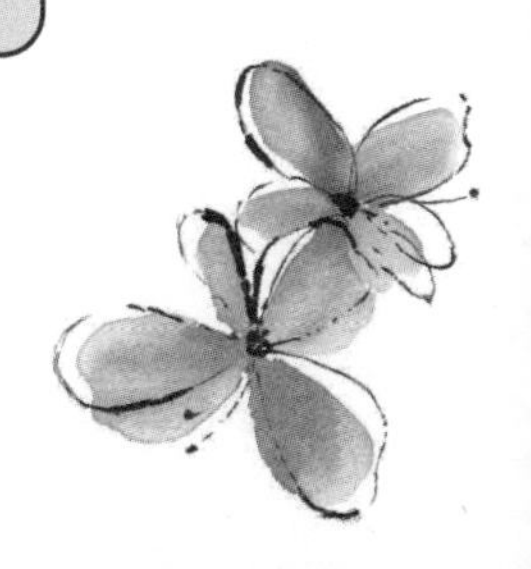

13. 运动前后怎样科学饮水？

老年人进行体育锻炼的时候，因出汗、呼吸等造成体液大量丢失，所以补水应该贯穿于整个健身活动过程中。运动训练学告诉我们，补水也要科学。许多人在进行补水时，常常不注意补水的时间、补水的量、补水的方法等，渴了的时候就暴饮，很容易引起腹胀、胃疼等症状，相反有些人则觉得麻烦，渴了也不去补水，继续运动很容易造成运动性脱水。因此，我们在进行体育锻炼的时候要科学饮水，才能够提高锻炼的效果。

一是运动前补水。运动前适当补水，可以预防脱水的发生。建议运动前 15～30 分钟，饮用 300～500 毫升的水（糖尿病患者要随身带有含糖的饮料，每 1 升的水中，含糖不能超过 25 克）。即使运动前没有任何口渴的感觉，也要在这时补水，这些水实际上是在身体里做好预留。进入体育锻炼后，尤其是带有耐力性的运动项目，身体会很快出汗，这些水就可以及时补充丢失的体液。

运动前补水的量，可以根据锻炼内容的强度大小来定：若是强度比较大、出汗量比较大的项目，在运动前要适当地增加饮水量，但要注意每小时的饮水量不能超过 800 毫升。进行补水的原则是多次少量，不要一次饮用太多的水，否则会对锻炼者的胃肠和心血管功能造成很大的负担。

二是运动中补水。在进行体育锻炼中，要进行多次少量的补水，一般方法是每隔 20～30 分钟补水 150～200 毫升。这样科学补水，既能避免一次性大量补水造成胃肠道和心肺功能的负担，还能维持人体内环境的稳定，保证血容量不会迅速增加，有利于锻炼活动和生理活动的有效进行。

如果身体出汗量比较大的话，可以适当地补充盐水，但是浓度不能太高。专家建议每升水中盐分不能超过3克。因为盐分过高，很容易加速脱水，造成体温升高，疲劳状态提早发生。因此运动中补水的原则包括：①主动、定时、定量补水；②同时补充电解质；③酌情补糖；④运动中多次、适量补水；⑤根据个人情况和天气情况补水。

三是运动后补水。在体育运动后20～30分钟，补充150～200毫升的水量。补水不宜用冰凉水，补水的温度以8～14℃为好。由于运动中丢失了诸多矿物元素，补水的同时也要注意钾、钠、镁等元素的补充，服用一些运动功能饮料大有裨益。

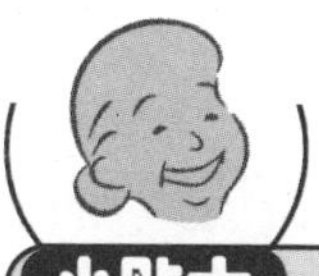

小贴士

很多人认为运动以后就不再需要进行补水，因为已经停止体育锻炼，不会再有体液丢失，这种想法是错误的。实际上人体口渴的感觉是有延迟的，运动中的补水并不能够完全地补充我们在体育运动中所消耗掉的水分，所以在运动后还是需要足量补水，个体补液量＝体重丢失量×(100%～150%)。

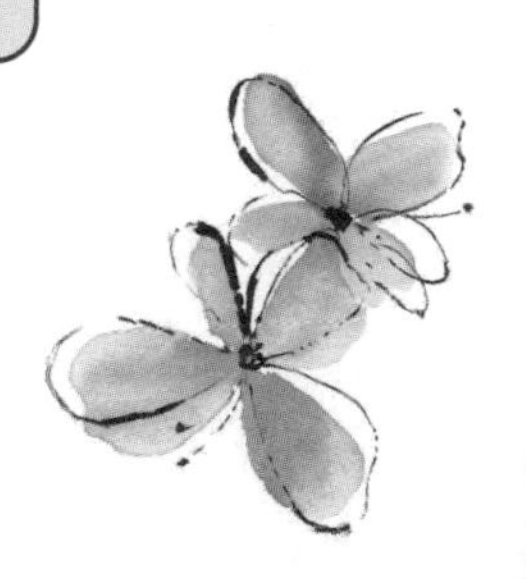

14. 晨练不可以空腹的原因何在？

晨练已经成为许多老年人日常生活中必不可少的事情，但是有些老年人，尤其是体质较弱并患有慢性病的老年人，在晨练过后，会感觉到心慌头晕、耳鸣眼花，有些人还会感觉到腰酸腿软、站立不稳，甚至会突然摔倒。出现这样的原因，大多是空腹晨练造成的。晨练前空腹状态肯定不好，老年人为何不宜空腹进行晨练呢？

老年人早晨起床时，身体尚处于低代谢状态，若不在运动前进行一些营养物质补充，运动时血液中的游离脂肪酸就会明显升高，这些游离脂肪酸虽是心肌活动能量的主要来源，但蓄积过多又会成为危害心肌的毒素，从而诱发心律失常，甚至导致猝死发生。

对弱体质或患有慢性病的老年人来说，空腹晨练更是一种潜在的危险。经过一夜的睡眠之后，不进食就进行 1~2 个小时的锻炼，腹中已空，热量不足，再加上体力的消耗，体内血液重新分配，会使脑供血不足，哪怕只是短时间也会让人产生不舒服的感觉。最常见的不适先兆就是出现低血糖症状，如头晕眼花、眼前发黑、直出冷汗，严重者还会感到胸闷心悸、腿软无力、站立不稳，心脏原来就有毛病的老年人会发生突然摔倒，甚至猝死的意外事故。

因此，老年人晨练时千万要切记，晨练前一定不能空腹，应先进食少量碳水化合物，以松软、可口、温热的食物为宜，如热豆浆、热牛奶、点心、藕粉、粥、鸡蛋饼、燕麦片等，哪怕只有一杯热开水。但进食量不宜过多，以防止运动时机体供血不足。

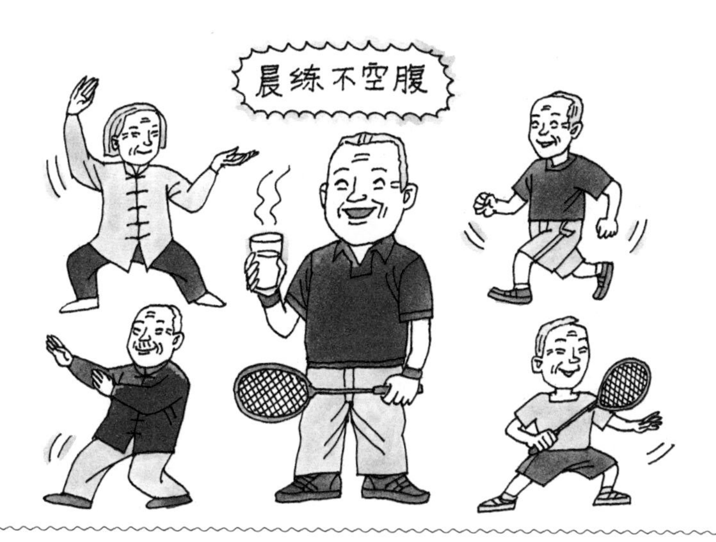

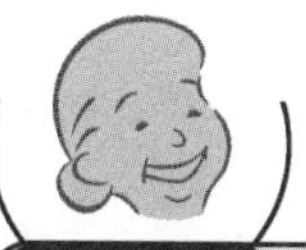

小贴士

晨练前还应该注意以下问题：

(1) 早晨起床后喝杯温开水(250～300 毫升)，是晨练前要做的第一件事，能有效地稀释血液，促进血液循环，防止发生脑血栓、心绞痛、心肌梗死等心脑血管疾病。

(2) 晨练前别忘排解大小便：夜间机体通过新陈代谢产生的粪便和尿液，分别积存在结肠和膀胱里。这些代谢废物如不及时排出，其有害物就会被人体吸收，对身体造成危害。

(3) 晨练结束后应先喝一些温开水，让食管和胃肠道有个适应的过程，避免造成损伤，同时避免吃过烫的食物。

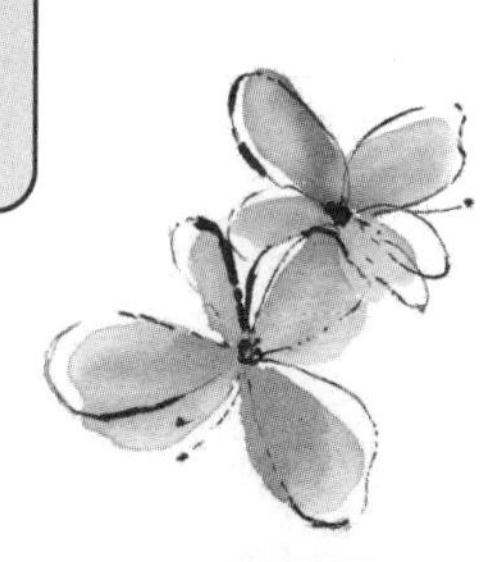

15. 运动中如何自我判断运动量超标与否?

时下不少老年人为了提高生活质量、达到健康长寿的目的,热衷于参加各种适合中老年人的锻炼项目。但中老年朋友在进行体育锻炼时,往往由于运动量控制不好,反而会造成运动不足或运动过量两种情况出现。下面就向老年朋友介绍一些简便的判断运动量是否超标的方法。

第一,呼吸频率的判断。在健身运动过程中,由于需氧量的增加,每分钟呼吸次数会稍快一些,属于正常现象。但是老年人每分钟呼吸次数不可过快,一般来说,每分钟呼吸次数不超过 24 次为宜(超过 24 次则为“呼吸过速”)。如果运动中出现频繁咳嗽、喘气胸闷和呼吸困难,则应减少运动量或停止继续运动。

第二,心率快慢的判断。一般人通过脉搏的测量可以判断心脏的负荷,专业人士可以测量运动心率。

(1) 60 岁以内的老年人,如脉搏每分钟不超过 120 次,说明运动量适宜;如果每分钟心率达到 130~140 次,则说明已进入中等运动强度;如果每分钟心率达到 150~160 次,对老年人来讲已经超量,应降低运动强度或减少运动量。60 岁以上的老年人,运动中脉搏应保持每分钟 110 次左右,如出现脉搏次数减少或心律不齐,应立即停止锻炼,并及时就医。

(2) 一般健康老人运动后 3~5 分钟,最多 10 分钟,脉搏应恢复正常。若不能及时恢复,说明运动量过大,应予调整。像健身走、慢跑、自行车、跑步机、赛艇、测功仪等运动项目,利用心率控制运动强度和量的效果比较理想。

第三，排汗量的判断。老年人健身锻炼应该达到刚出汗、或出小汗、或微微出汗的程度。不出汗说明运动量不够，大汗淋漓说明运动量过大。如果出现虚汗或夜间盗汗等，表明身体疲劳，需要调整运动量。

第四，精神状态的判断。如果锻炼后依然精神饱满、精力充沛、略有倦意，说明运动量适宜。如果出现相反的表现，如精神萎靡、倦怠疲乏、头昏目眩，则说明可能运动锻炼过度。

以上是针对老年人判断自己运动量是否超标的 4 个标准，非常简便且容易判别。老年朋友可根据自身情况和锻炼后的反应做出判断，或请教专业人士和运动医学专家，合理安排个体化的锻炼计划。

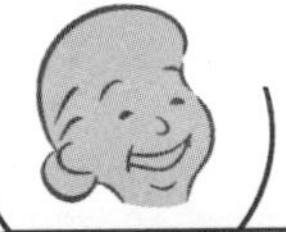

小贴士

运动不足则健身效果不明显，若运动过量，轻则身体不适，重则可能发生运动伤害。因此，控制好运动量十分重要。

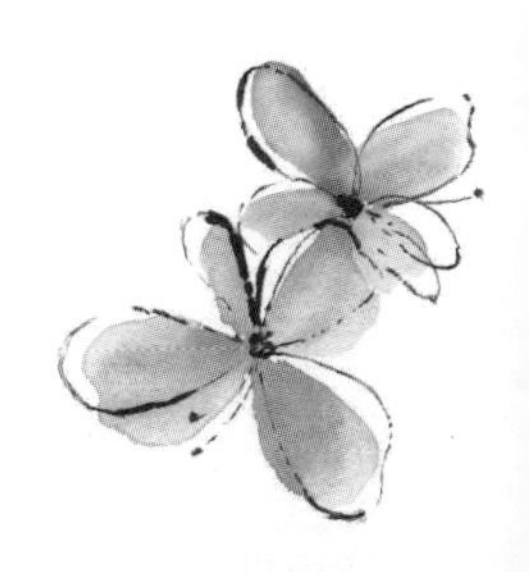

16. 提倡结伴运动有何原因?

随着经济生活水平的提高,老年朋友参加体育锻炼的意识越来越强,但是在参加体育锻炼的时候,如何保证安全是首先要考虑的问题。除了要选择符合自身要求的运动项目、安排固定的时间、选择良好的场所外,专家还提醒老年人参加体育锻炼时最好结伴而行,这是什么原因呢?

老年朋友随着年龄的增加,身体各器官衰退进程加快,神经系统也在慢慢老化,甚至神经系统的衰老更早于肌肉功能的衰退,从而使老年人对内外环境的适应能力降低、智力衰退,容易产生倦怠感、注意力不集中、反应变慢,导致老年个体在进行体育锻炼的时候很容易造成运动损伤。如果现场无人知晓、第一时间无人及时救护,就会导致不好的后果。

老年人要结伴锻炼,熟人之间相伴相随,健康状况相对比较熟悉,在锻炼的过程中可以相互照料,相互提醒,诸多好处已经被很多案例所证实。

许多老年人退休后,没有规律的上下班生活,并且远离自己朝夕相处的同事和朋友,社交圈子一下子变小,一时间感觉没有可以一起聊天、一起吃饭的人,在某些情况下个人的孤独感会增加。但是在参加体育锻炼的时候,可以认识更多的人,可以结交更多的朋友,自己在锻炼身体时心情也很愉悦。因此,通过结伴锻炼,老年朋友们可以在心理上相互安慰、相互依靠、抱团取暖,更好地享受晚年生活。

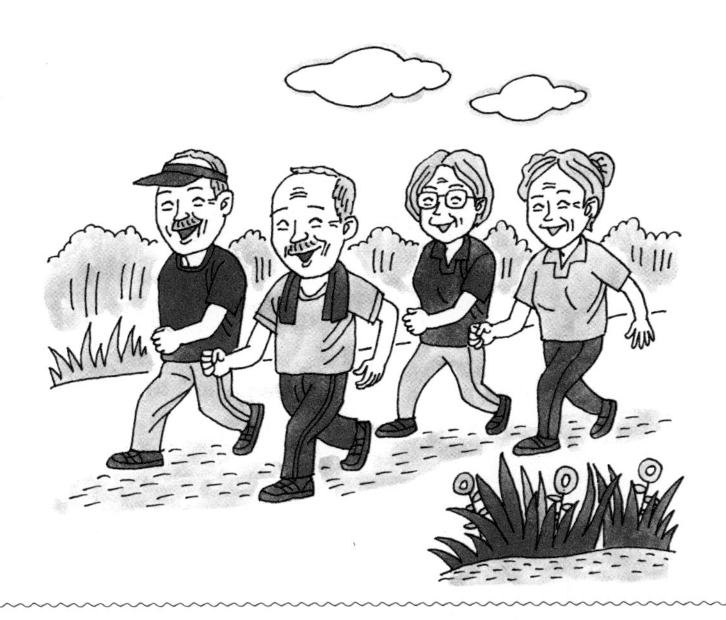

总而言之，老年朋友结伴运动，选择志同道合、志趣相投的健身伙伴，既能够增强身体素质、愉悦身心，又能够防止各类可能发生的运动损伤事故，何乐而不为呢？

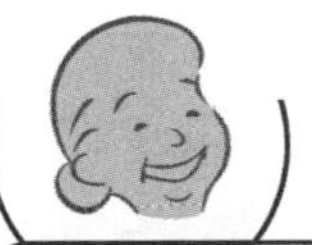

小贴士

据悉，上海市老年人体育协会曾在全市许多区县组织落实“老伙伴计划”，在志愿者和健身伙伴的帮助下，让更多的高龄老人、独居老人跨出家门，结伴而行，进行户外运动。

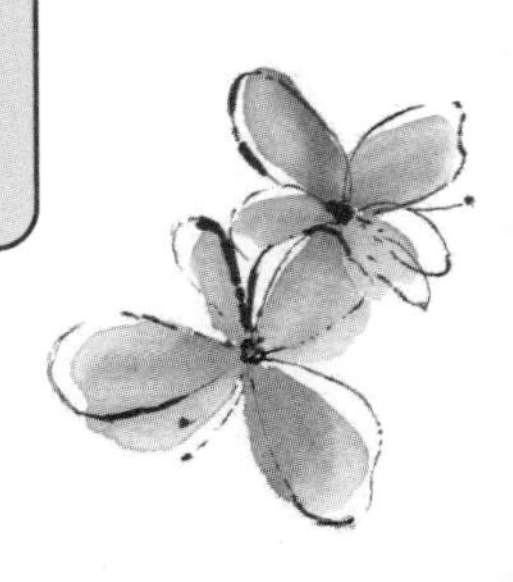

17. 运动服装和鞋袜有啥讲究?

俗语说:“人靠衣装马靠鞍。”同样,老年朋友在进行体育锻炼之前,也要换上合适的运动服装和鞋袜。运动服就是运动时穿着的服装,运动鞋即为运动时穿着的鞋,它们都是运动装备,为人体运动所设计的。那么,老年人的运动服装和鞋袜有哪些具体的要求呢?

首先,关于运动服装。

第一,老年人的体形发胖,瘦体重(非脂肪体重)下降,脂肪体重增加,力量素质和运动能力有较大幅度下降。所以在挑选运动服装时,一定要选择宽松的服装,同时材料方面最好柔软轻便、便于活动。面料上可以选择纯棉的面料,老年人都喜欢吸汗性能好、舒适柔软的纯棉面料。在服装的色彩上主要选择稳重、含蓄的颜色,主要是中性色。同时还要考虑个人肤色与服装的色彩是否搭配,使参与健身锻炼的老年人精神面貌更加健康,起到更好的健心健美效果。

第二,由于老年人经常会有骨关节病痛,譬如骨质疏松、肩周炎、腰背痛、骨质增生等会引发疼痛等问题,可以选择佩戴有保护功能的各种运动护具,如护腕、护肘、护膝、护踝等。这些运动护具能够在老年朋友平时运动锻炼的过程中,为相关肌肉和关节分担外来的压力和拉伸冲击。若感觉佩戴运动护具不舒服,也可以在所穿运动服装的关节部位加厚,比如在膝部和肘部的加厚层,主要防止与缓冲老年人摔倒时的软组织挫伤。也可以在相应加厚的部位,如在肘部和膝部增添可拆卸或添加放置药物的保健隔层,使老年人在天气变化的时候能够通过隔层中的药物对疼痛部位进行防护,这些加入保健功能的服装能够更加满足老年人的身体需求。

其次，关于鞋袜。在选择运动鞋的时候，先要看鞋子是否舒适和合脚，如果脚在鞋内松滑，可以加添各类填充垫。鞋帮最好能够上延到脚踝部位，能够对踝关节有一定的支撑，避免踝关节扭伤、侧副韧带扭伤和撕裂。再者，由于每个人的脚型不同，平足弓的老年人，应选一双带有硬后帮、支撑力较强的鞋；高足弓的老年人，应选择减震强、脚跟稳定性好的鞋。

最后，关于其他运动装备。如运动背心、双肩包、运动帽、太阳镜、手套、头盔、护牙套、Polar 表、运动手环、计步器等。因运动健身项目不同，备件也会五花八门。正是由于它们的存在和适用，增添了诸多科学功能，消除了老年人运动健身中的许多运动隐患。

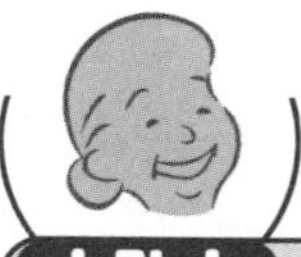

小贴士

瘦体重亦称“去脂体重”，是除脂肪以外身体其他成分的重量，由身体细胞重量、细胞外水分和去脂的固体部分组成，骨骼和肌肉是其中的主要部分。测量瘦体重，对促进体内能量转换和耗氧、调节水盐代谢等具有重要意义。特别是在运动训练中，运动员保持较高的瘦体重，对提高有氧耐力和运动能力是非常有好处的。

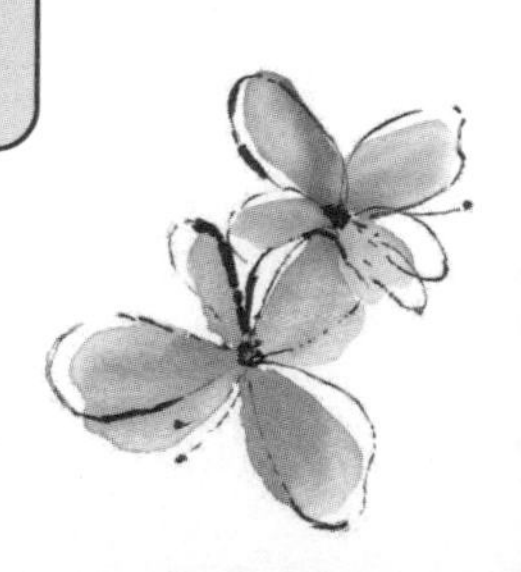

18. 挑选运动场地重不重要?

老年人在进行体育锻炼的时候,除了选择符合自身特点的运动项目、运动时间、运动服装以外,对运动场地的选择也决不能马虎草率。合适的运动场地对防止运动损伤的发生有很重要的意义。

比如,在泥土跑道和软性塑胶跑道上进行慢跑,就会出现不同的情况:人体在泥土跑道上进行奔跑时,会受到类似于沙地的综合阻力,奔跑时的动作技术会发生相应改变。若是在雨后普通的路面会比较湿滑,对于参加体育锻炼的老年人来说,具有一定的危险。在塑胶跑道上进行各种跑动练习时,塑胶跑道柔软且富有弹性,不仅有助于减少运动损伤,还能提高老年朋友的运动能力。同时塑胶跑道的排水性好,不易积水,能确保雨后排水顺畅,可防止老年人腿脚不方便者跌倒。

因此,老年人在进行体育锻炼的时候,一定要挑选合适的运动场地,在健身锻炼的同时避免运动损伤的发生。专家建议老年人应充分享受"身边健身房"政府实事工程所带来的红利,宜就地就近进行健身活动。高龄老年人则以居家健身为宜。

目前,可供老年人选择的室内外运动场所,主要有以下 6 类:

(1) 社区健身苑、居委会健身点:这是国家惠民实事工程布局布点形成的,上海城市居民住所 30 分钟生活圈内均能找到。它们被称为"身边健身房",多为免费开放,就地就近。缺点是运动的人多,管理较弱,缺乏指导,且运动器材大多维修不到位。

(2) 大中小学运动场地:维护情况较好,但对外开放多有时间限制,是傍晚或周末比较理想的健身场所。

(3) 公园、绿地、林荫处：这是自然环境下的健身好去处，也是目前老年朋友们运动健身的主要场地。但人多嘈杂，互相影响较大。

(4) 广场、小区街角：这是早晨、傍晚老年朋友们跳广场舞的绝佳场地，是一道道靓丽的城市风景线。但空气污浊，汽车尾气污染严重，不利于老年人的身体健康。

(5) 百姓健身房、老年之家、棋牌活动室：各街道、居委会一般都配有此类老年活动场所和设施，是众多老年人陶冶身心健康的主要场所。但由于管理不到位，有些老年人会在室内抽烟，导致室内空气污浊、被动去吸二手烟，危害健康。

(6) 健身健美俱乐部、专业健身房：这些专业的健身场所器材多、收费高、有专业指导，服务较好，设施配备也较齐全，多设在一些中高档小区会所中。多为私人开办，以赢利为目的，多以销售会员卡(年卡或月卡)的方式对外经营。经济上有余力的老年朋友可以选择购买服务，维护自身健康。

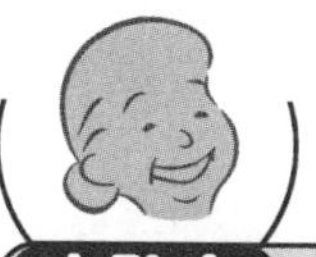

小贴士

据上海市体育局官方公布：为了满足城乡居民多层次的体育需求，建设全市“30 分钟体育生活圈”，到 2020 年，全市范围内布局区级体育中心 23 个，区级单项体育设施 3 个，区级体育主题公园约 20 个，体育休闲基地 17 个，这将极大地方便广大市民群众，特别是老年人就地就近开展各类群众性健身活动。具体场馆可参见上海市体育局网站(http://www.shsports.gov.cn/publicservice)。

19. 运动后如何做好身体放松整理？

运动训练学认为，身体放松整理与身体预热准备同样重要。例如，在做广播体操前，有口令让大家做身体预热准备，即原地踏步走、双臂前后摆动、高抬腿，整套动作8个节拍，广播操结束后同样内容重复8个节拍进行身体整理活动，这就是身体放松整理。细观打太极拳，一套拳操结束后，为了让运动的状态逐渐恢复到常态，也需要一套收势动作。

因此，运动后认真地做好身体放松整理，能让人从运动到停止运动之间有一个缓冲、整理的过程。舒展的慢动作和正确的气息运用，可以使紧张的肌肉逐渐放松，过快的脉搏逐渐减慢、恢复正常，升高的收缩压逐渐降至正常，兴奋的情绪逐渐恢复平静。

作为老年人，运动后如何做好身体放松整理活动呢？

首先，老年人在运动结束前应开始逐渐降低运动负荷，如降低运动强度、减少运动速度或动作频率，可以有控制地减少技术动作的活动幅度和要求，使机体从运动的兴奋中逐步“冷却”下来。当然老年人健身内容的强度原本不高，下降幅度也就并非十分显著。在这个过程中呼吸整理过程很重要，老年人应该注意呼吸的调节，可以通过做几次深呼吸以达到调整呼吸方式、频率和深度的目的。

其次，老年人随后可以做一些伸展性、放松性的体操活动，与准备活动相类似，在时间足够时全身各部分都要做到，包括颈、背、肩、胸、脊柱、四肢、踝、腕、髋、膝、跟腱、脚趾和手指；如果时间较少，需要将运动健身中涉及的主要关节充分伸展。除了伸展关节、松弛韧带，整理活动还要特别重视牵拉肌肉。运动时用到的肌肉，特别是体积较大的主要肌肉群要做充分的牵伸，充分牵伸对消除运动时堆积在肌肉内的乳酸等代谢产物有积极作用，可以有效帮助机体减轻运动疲劳的程度。

最后，老年人还可以对一些做功较多、较为疲劳的肌肉群进行自我按摩，一定程度的按摩、推拿、挤压、拍打，可以起到放松肌肉、调整心率、缓解紧张、消除疲劳的作用，直到全身肌肉放松。

总之，老年朋友在每次健身锻炼过后，身体放松运动是必不可少的。

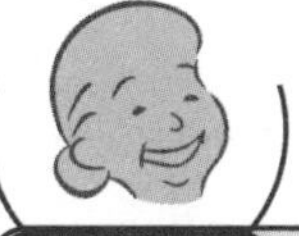

小贴士

身体整理活动，不是简单地将心率恢复至安静水平，更重要的是通过整理活动让机体从运动状态逐渐过渡到安静状态，并消除部分运动疲劳。

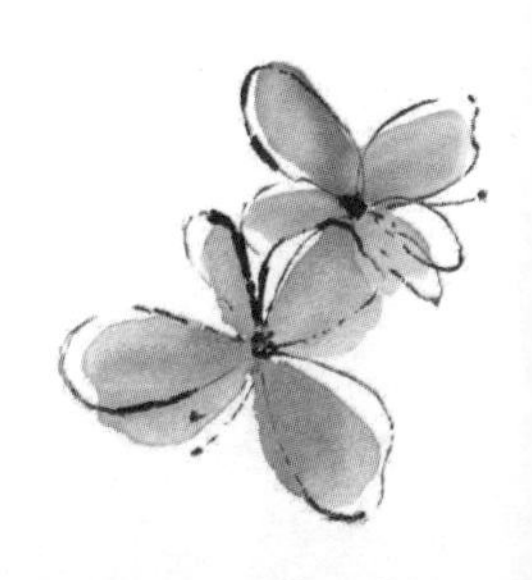

三、常见运动健身项目

20. 怎样进行健步走?

有句俗语叫“饭后百步走,能活九十九”,可见健步走对人们的身体健康有很重要的作用。那么,老年朋友怎样科学健步走才能达到强体健身的目的呢?

热身准备:健步走的强度比较小,动作反复且简单,但是准备活动不可或缺。准备活动的时间为5～10分钟,主要是拉伸各个关节和肌肉,使肌肉温度升高,关节的活动度增加,内脏器官血供通畅,防止运动损伤发生。

健步走的姿势:健步走的时候,头部自然直立,眼睛目视前方。挺胸收腹,身体与地面成垂直状态,随着走路的速度和力度,肘关节自然伸直,摆臂的幅度不宜过大或过小,肩关节注意不要耸肩。脚跟先着地,慢慢地身体重心前移,然后由脚跟过渡到前脚掌,最后是由脚趾蹬地离开地面,完成一个单步。在进行健步走时,主动用力加大步幅,可以调动中枢神经系统的兴奋性,同时又能让腿部更多的肌肉参与进来,这样才能达到锻炼的目的。不要盲目加大步幅,步幅大小以身体所能承受的范围为限。

运动装备:选择比较舒适、宽松的服装,最好是运动服。如果是在夏天的早晨进行锻炼,最好能够带上一件外套。选用专业的运动鞋,鞋底比较软且具有弹性,鞋子轻便更适合健步走。随身可以带个背包或是腰包,主要用来放钱包、手机、计步器、水、必需药物等。

健步走的速度:一般以低速开始、低速为主。低速要求每小时不能够超过3千米,每分钟60～70步。一直进行健步走的老年人,可以适当地提高速度,逐渐过渡到中速为每小时3～5千米,每分钟70～110步。不可盲目地加快速度或经常变速。

运动时间：运动时间与健步走的速度高度相关。如果保持低速的健步走，可以适当延长运动时间，至30分钟左右。如果健步走的速度在中速，运动的时间要适当缩短。此外，运动时间与健身处方要求有关，糖尿病患者健身，往往采取较短时间、中速度方式，而减脂减肥则要求采取较长时间、低速方式。

运动中补水：运动前即使没有口渴的感觉，也要适当补水，让身体体液有一定的储备，运动前15～30分钟饮用300～500毫升的水（糖尿病患者要随身带有含糖的饮料，每1升的水中，糖分不能超过25克），运动中每隔20～30分钟补水150～200毫升，在健步走运动后的20～30分钟内，补充150～200毫升的水量。白开水是最好的选择，但是如果运动中出汗过多，可以适当加点盐，补充身体内钠离子的丢失。

场地选择：一般不选择马路或公路，主要是汽车尾气对身体生理功能的影响，以及路面斜坡对外侧膝关节的损伤；学校运动场、健身步道和公园林荫道空气质量较好，场地松软，也便于计时，是较好的选择场所。

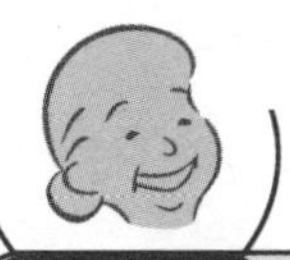

小贴士

健步走是最简单、最经济、最实用的健身方法，不同年龄的人群都可以根据自己的身体情况随时随地进行体育锻炼。在进行健步走的时候，如果能够注意到以上问题，就能达到健身的目的。

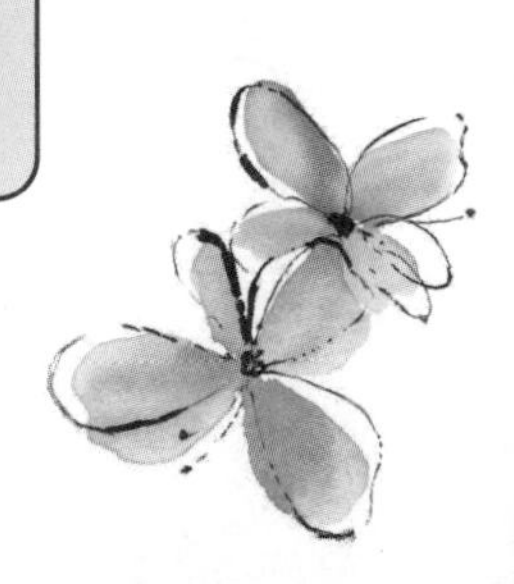

21. 如何安全倒着走?

人们正常的走路方向都是向前走,除非在做游戏活动时很少会有人倒着走。在晨练或晚间锻炼时,经常会有人倒着走,还乐此不疲。倒着走有哪些好处呢? 怎么才能做到安全倒着走呢?

倒着走有如下4点好处。

(1) 倒着走路的时候,人的注意力高度集中,中枢神经系统处于高度活跃状态,这样在走路的过程中又锻炼了大脑,可以防止脑萎缩和脑功能失调。

(2) 倒着走路的时候,身体反向,腰部需要挺直或者略微后仰,这时人体的脊椎和腰背肌将会承受比较大的重力,充分活动脊椎骨和腰背肌,尤其是对脊柱弯曲、腰背痛、驼背有很大的改善功效。充分活动脊椎和腰背肌,还能够消除腰酸背痛,增加患处受力点,协调与平衡人体功能。

(3) 倒着走路的时候,双腿要用力挺直,膝盖不能弯曲,增加了膝关节、股四头肌承受重力的强度,就会促使膝关节周围的肌肉、韧带的力量增强,使人体重心保持平稳。

(4) 倒着走路的时候,脚尖没有完全着地,主要是靠踝关节和足跟诸骨的用力,这样踝关节就得到了锻炼,对经常扭伤外踝韧带的诊治有好处。

要做到安全倒着走,需要注意以下4点。

(1) 慎选场地:一定要在比较平整的环形跑道上倒着走。人多车多的地方,或者路面不平、有坑洼的地方,是不能够进行倒着走的，否则很容易因视觉障碍而发生碰撞、摔倒，或者难以按要求完成倒着走的动作。由于老年人动作比较缓慢、反应比较迟缓，也很容易造成运动损伤事故。

(2) 运动姿势：倒着走的时候，注意膝盖不能弯曲，甩开双臂前后迈步，同时协调呼吸，腰背部挺直或者后仰，步子要均匀而缓慢，双手握拳，呼吸有节律。

(3) 运动距离：倒着走的距离不宜过长，路线过长很容易造成疲劳。事实上，老年人的大脑过长时间兴奋，也容易造成疲劳，引发运动损伤。有神经系统疾病、视野范围较小的人，原则上不宜倒着走。

(4) 保护措施：由于倒着走的时候脊椎和腰背肌需要承受比较大的重力，为了防止老年人在运动的过程中有腰部的扭伤，在锻炼之前可选择性戴好护腰垫，增加腰部的保护措施。倒着走时，除了注意力要高度集中以外，也要时刻注意向后看，看行进的路线中如果人多物杂，就要马上停止倒着走的练习，否则很容易发生碰撞。

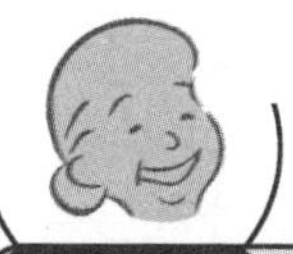

小贴士

倒着走又称“倒退走”，是一种反向运动形式，属于反常态运动。反常态运动还有手足倒立、半倒立、团身运动、爬行、水中走等健身方式。经常进行反向运动，可以改善腰背肌肉力量受力部位，增加腰背肌肉力量，改善患部肌肉紧张、关节僵硬；另外，倒着走用来改善身体协调、平衡功能，还可辅助诊治运动功能失调。

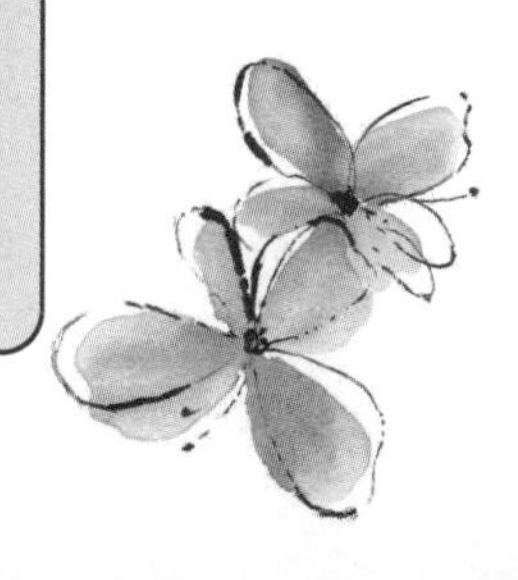

22.怎样进行科学慢跑?

慢跑对年龄、性别、器械、场地都没有太多的限制,只要穿上一双运动鞋、预热准备一段时间,就可以开始。那么,老年朋友怎样慢跑才能更加科学呢?

慢跑姿势:头要正对前方,不要前探,两眼平视,肩部放松向后,身体略微前倾,躯体晃动幅度不要过大或上下起伏太大,挺胸收腹,脊柱挺直。慢跑的时候,步幅不宜过大,用脚的中部着地,并且快速过渡到全脚掌,切忌脚后跟先着地,以免产生制动刹车的反作用力,造成对踝关节和膝关节的损伤。

慢跑的步频和呼吸的节律:一般是以低速跑为主,低速跑每小时不能超过 3 千米,每分钟 60～70 步。如果一直进行慢跑的老年人,可以适当增加慢跑的速度,逐渐过渡到中速跑,每小时 3～5 千米,每分钟 70～110 步,但是这一速度是在有一定慢跑基础上的,切忌盲目加快速度或者变速。老年人慢跑不要过分强调是“三步一呼”还是“两步一呼”,只要尽量保证用腹式呼吸(吸气时让腹部凸起、吐气时压缩腹部使之凹入的呼吸法),就能够一次吸入更多的空气,也利于消耗热量。

慢跑的时间:由于慢跑处于低速的状态下,需要持续 10 分钟左右的运动以后才能够逐渐进入运动状态,因此慢跑的时间不能少于 10 分钟。如果想要达到减脂的目的,慢跑时间要达到 40 分钟以上,这样既能够燃烧脂肪,还能够锻炼肌肉。最好的慢跑锻炼时间是在早上。早上醒来,大脑昏昏沉沉,一点精神都没有,如果进行一段时间的慢跑,就能让自己的大脑迅速兴奋起来,为一天的生活注入活力。如果早上没有锻炼时间,下午也是比较好的选择。最好不要选择在晚上进行慢跑，尤其是老年人，本来老年人的入睡就比较困难，早上又醒得早，安排晚上锻炼的话更加难以入眠。

慢跑频率：如果想要达到减脂减重的目的，一周的慢跑次数可以为 2～3 次，当然要结合控制饮食。老年人慢跑不要心血来潮，更不要无限制地增加慢跑运动量逞能，适当休息，给膝关节和踝关节一定的缓解时间，同时也避免长期重复单一的运动方式所导致的厌烦感。慢跑锻炼要形成个体化、定量化、周期性规律，最终养成良好的体育生活方式。

慢跑是广大体育爱好者优选的健身项目，简便易行，贵在坚持。只要按照上述方法，坚持不懈，持之以恒，就能够提高心肺功能、改善心脑血管功能，调节血脂，控制体重，收获健身锻炼的最大好处。

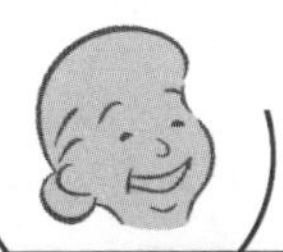

小贴士

一般人呼吸的时候都是胸式呼吸。胸式呼吸是胸部起伏，而腹式呼吸是腹部起伏。腹式呼吸有两大健身益处：一是增加氧气吸入量，腹式呼吸能够使膈肌（位于胸腔与腹腔之间的膜状肌肉）主动运动起来，膈肌每下降 1 厘米，肺通气量可增加 250～300 毫升，可大大增加肺部的氧气吸入量，对运动恢复和日常保持身体代谢有足够的氧气都有非常好的作用。二是挤压按摩内脏：由于腹式呼吸主动调动了膈肌，吸气时膈肌下降，会向下挤压腹腔里的内脏，带动腹腔里的胃、肝脏、肠道等器官运动起来，这些器官不断地互相按摩挤压，会使腹部器官变得坚实有力，对身体健康有好处。

23. 如何保证广场舞的健身效果?

广场舞的锻炼方法简单,活动形式多样,深受广大老年朋友的青睐。但是怎样才能够保证广场舞的健身效果呢? 运动健身专家给出以下建议。

端正对广场舞的认识:很多老年朋友认为广场舞只能愉悦身心,并未意识到广场舞还能够达到强身健体的目的。他们的传统意识还是只有那些奥运项目才具备健身的功能,这种想法是片面的。事实上广场舞不仅能够愉悦身心,还能够塑造形体,提高心肺功能,提升身体免疫力以及提高人们的自信心等。只有对广场舞有了正确的认识,才能以更积极的姿态投入到广场舞中。

培养广场舞的专业指导员:现在的广场舞多是老年朋友们自发组织,多是通过观看视频"比划"着学习,很少有专业指导员进行指导。因此,加强社会体育指导员、体锻教练、授课老师的培训就显得格外重要。为了提高广场舞健身的科学性,建议政府有关部门(如社会体育管理中心和社会体育指导员管理中心)应该在社区和广场公园等锻炼场所,配备广场舞的专业指导员。专业指导员不仅可以给出广场舞的动作指导,还能够对锻炼者的运动强度和运动时间给予一定的指导,让广场舞锻炼更趋于科学。

加强对广场舞健身知识的推广普及:调查发现,大部分参加广场舞的老年朋友都是通过接触、观察广场舞后直接加入到健身队伍中,也有通过社区邻里朋友的介绍和网络推介学习广场舞的。他们中间许多人很少得到过专业培训,对每个健身动作都是通过模仿学得,动作姿势都不是很标准,缺乏专业规范的指导,动作的编排也比较随意。“师傅带徒弟”这种粗放型的带教方式，本身就没有讲清楚科学健身的知识和理念。为此，街道、社区可以开办老年人广场舞科学健身知识讲座，让更多的老年人在广场舞中能够科学运用健身知识，增强个体化健身效果。

加大广场舞的场地设施建设：新闻媒体曾多次报道广场舞扰民事件，从早上到晚上，音乐喧哗声经常会导致一些冲突的发生。为了避免这些冲突，有关部门应该加强研究，加大对广场舞场地设施的改建，标本兼治，综合整治，满足市民百姓特别是老年人日益高涨的健身需求，为更多的锻炼人群提供优质规范的健身场地。

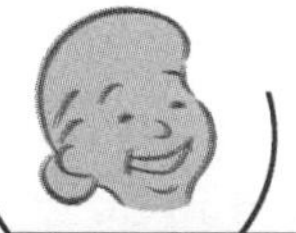

小贴士

街道、社区体育协会可以定期组织举办各类广场舞比赛，加强各个社区广场舞队伍间的交流活动，吸引更多的老年人加入到广场舞中来，调动人们参与广场舞的积极性，促使人们能够更加认真地进行广场舞的锻炼活动，而且通过交流比赛，可以展现老年人的精神风貌。

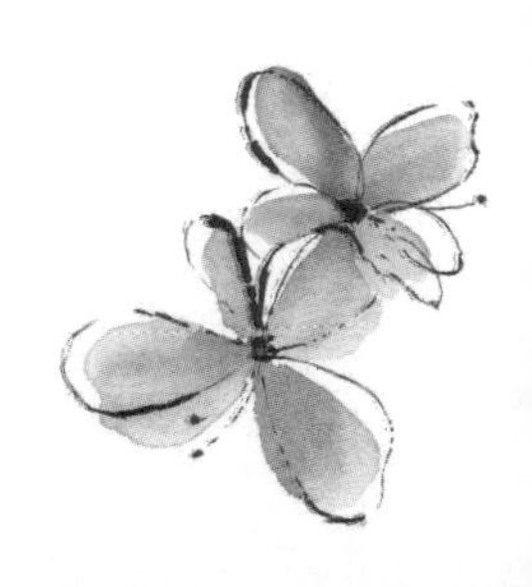

24. 游泳是最适合老年人的运动项目吗？

老年人年龄较大，肩、腰、膝关节功能退化，与其他运动项目相比，游泳是一个最合适不过的运动项目。这主要有以下 4 个原因。

游泳能够锻炼身体的平衡能力。老年人随着年龄增长，由于身体平衡能力下降，经常会发生跌倒的现象。游泳可以锻炼四肢的运动协调能力，关节和肌肉受到的冲击比在陆地上进行的锻炼项目的冲击力要小得多，还可以加强关节和肌肉的柔韧性，增强身体的平衡能力。同时，游泳是在无固定支撑的水中进行，对锻炼老年人平衡能力的效果很好。经过一段时间的游泳训练，老年人的平衡能力可显著提高，站立时的平衡状态会更好，大大减少了跌倒现象的发生。

游泳能够增强骨骼健康。老年人随着年龄增长，骨密度会下降，骨质疏松很常见。游泳运动在水中进行，不需要下肢承受身体重量，因骨质疏松造成骨折的概率较小。游泳还能够促进关节腔分泌润滑液，减少活动时骨关节之间的硬性摩擦。润滑液又能够给软骨提供营养，能够更好地保护骨骼和关节，减缓衰老进程。

游泳能够增强心肺功能。老年人随着年龄增长，各大器官的功能慢慢衰退，心肺功能也在慢慢衰退中。而游泳运动需要多器官参与，全身动员，血流速度加快，从而心跳加快，肺功能增强，吸气量、耗氧量大幅度提高，心肌收缩力增强，血管壁弹性加大，心肺功能得到锻炼。因此，经常游泳的老年人，其心肺功能异常优秀。

游泳能够增强人体的免疫力。老年人随着年龄增长,人体免疫力下降。游泳时为了尽快补充身体散发的热量以维持冷热状态下的平衡,身体的代谢速度就要加快,这就增强了人体对外界环境的适应能力,增强了老年人对疾病抵抗的免疫力。

因此,游泳运动把很多健身运动的有益效果集于一身,最为适合老年人。希望有更多的老年爱好者能够长期坚持游泳,以增强体质、延年益寿。

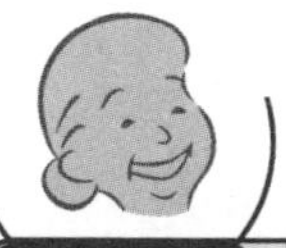

小贴士

老年人在游泳之前,最好先看一下医生。经过医生检查身体、做好各项医学评估同意后再进行游泳健身,以免造成不好的情况。还要提醒的是,老年人在游泳之前,各项身体准备活动绝对不能马虎:可以先用水拍打额头、胸前,慢慢适应后再缓慢入水。另外,老年人在游泳时切忌逞能,要注意做好计划,掌握好运动量。如果发生任何身体不适,一定要及时终止水中活动,并迅速就医。

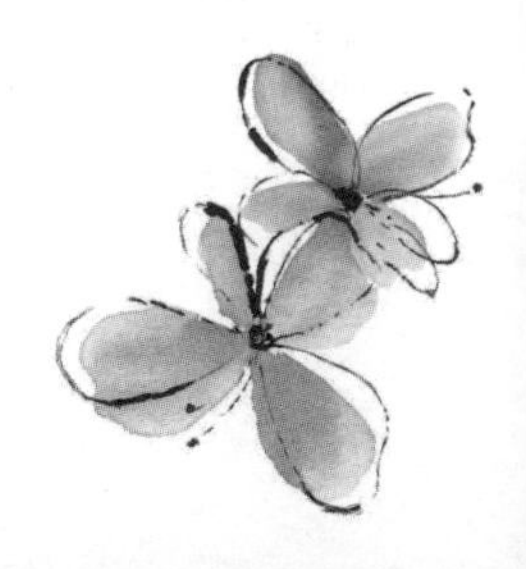

25. 怎样利用小区健身苑中的健身器材安全健身?

目前大多数的村镇社区街道都有了健身苑或健身点,都配置了多项健身器材,有扭腰器、健骑器、划船器、上肢牵引器、助跑摸高器、太空漫步器、太极推手器、太极桩、搁腿架、组合式单双杠、投篮筐等。健身器材很多,怎样才能利用这些健身器材有效健身呢?

组合式单双杠是主要对上肢力量和身体的协调性进行健身的器材。老年人在进行组合单双杠健身的时候,不妨先做一下引体向上动作,看看自己上肢的力量如何。如果连一个引体向上都无法完成的话,最好还是降低要求或者选择其他的运动器材。如果老年人的身体素质不错,可以完成几个引体向上的话,那在进行单双杠练习的时候,要选择适宜的高度和幅度。完成一组练习或有5~7个引体向上及悬垂举腿的动作后,要进行休息,动作幅度千万不要太大,间歇时间根据体能恢复情况可适当延长,运动组数为2~3组即可。如果在锻炼的过程中出现了肩部或者背部的疼痛,要立即停止。

扭腰器主要锻炼腰背部的肌肉,让长期紧张僵硬的腰背部肌肉放松。众所周知,扭腰器可以180°以上旋转,但是老年人肌肉力量衰退,平衡能力和反应能力亦下降,所以在旋转腰部时,动作要轻柔,速度相对比较慢,每3~4秒完成一次扭动就好,转腰的幅度不要过大,最好不要超过180°,过大幅度和过快速度都会影响平衡,造成眩晕,甚至胃肠道痉挛疼痛。老年人还应该注意,在练习扭腰器时,为了安全一定要手握扶手进行练习。同类的产品还有腹肌板、健腹器、仰卧架、呼啦圈等。

太空漫步器应该是小区健身苑里最受欢迎的器械之一了,主要用来对下肢关节和力量进行锻炼。很多老年人都喜欢双腿一起摇来摇去,而非前后腿分叉进行练习。应该提醒的是,摇摆的幅度不要过大,一般在45°左右即可;另外就是摇摆的频率,有的老年人特别喜欢快速地摇摆,如此操作过于危险,很容易造成重心失稳，发生运动损伤，所以摇摆以每次3～4秒为宜。

上肢牵引器主要针对肩关节功能障碍和上肢肌肉练习。“五十肩”说的是中老年常见的肩关节周围炎和肩关节功能障碍引发的病症。上肢牵引器可以增强上肢各关节的活动能力，尤其是恢复肩关节的活动幅度和功能。使用上肢牵引器时，应该左右开弓，转动转架，多方向、多角度地交替牵引，动作应该是缓慢的，幅度是最大的，才能达到恢复功能、减轻疼痛的功效。尤其要注意双臂协调工作，不可以一个手臂突然松开，否则很容易造成损伤。

健骑器主要用于锻炼上肢、腰部、腹部、背部和下肢的肌肉力量以及肢体的协调能力。健骑器对于对患有腰背疼痛的患者具有健身康复功效，在使用健骑器时，一定要坐在座椅上，双手紧握手柄，两脚踏牢踏板，同时手向后拉。在进行这些动作的时候要注意挺胸抬头，双足踏稳，双手用力。

总之，健身器材的种类很多，每件器材都有各自的健身功能，每个小区的健身苑或健身点由于位置和面积不同，健身器材也会不同。利用小区里的健身器材安全健身，可以不用离家很远就可以锻炼身体。

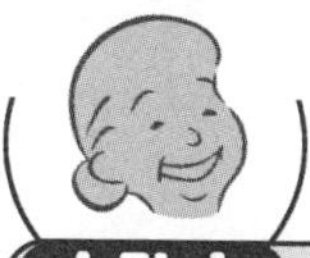

小贴士

健身苑或健身点里的健身器材都是有针对性布局的，老年朋友在使用健身器材时，一定要注意这些器械的功能和使用技巧，选择适合自己的器材，把握住适度、安全的要领，不随意，不盲从，科学健身，才能获得最佳的锻炼效果。

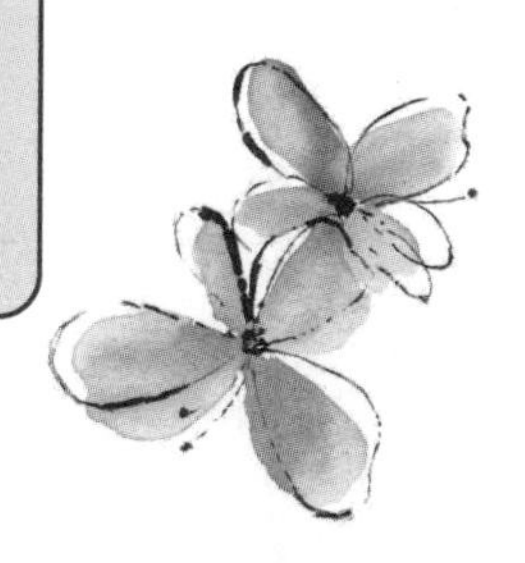

26. 在健足毯上赤脚来回走动有哪些健身功效?

随着综艺节目《奔跑吧！兄弟》的热播,节目组一直使用的一个小道具——健足毯也跟着火爆起来。很多老年人都纷纷购买,放置在家里的客厅中,没事时就在上面赤脚走一走,刚走时疼得龇牙咧嘴,走完后却感觉特别舒服。那么,在健足毯上赤脚来回走动有哪些健身功效呢?

健足毯的主要健身机制在于通过足底穴位按摩,刺激经络反射区,促进局部血液循环,进而促进周身血液循环,促进人体新陈代谢。

(1) 健足毯的适度刺激,能够改善睡眠质量,防治神经衰弱,自主神经紊乱症状可以获得调整。

(2) 健足毯有效刺激足底的反射区和穴位,加快血液循环,提高新陈代谢速率,调节血脂、血糖和其他血液理化指标。

(3) 健足毯良性运动刺激组织器官产生新的活力,维持重要脏器功能,延缓人体老化进程。

(4) 健足毯有效刺激运动器官功能的恢复,尤其是腿部和足部气血运行,强健肢体功能,预防运动系统疾病,还能够促进人体各系统之间的功能协调。

使用健足毯的注意事项如下:

(1) 健足毯应放在平坦的地方,左右脚均匀受力效果更佳;

(2) 如果是初次使用感觉特别疼的话,可以选择分级适应办法,先穿厚袜子,再穿薄袜子,最后赤足练习。

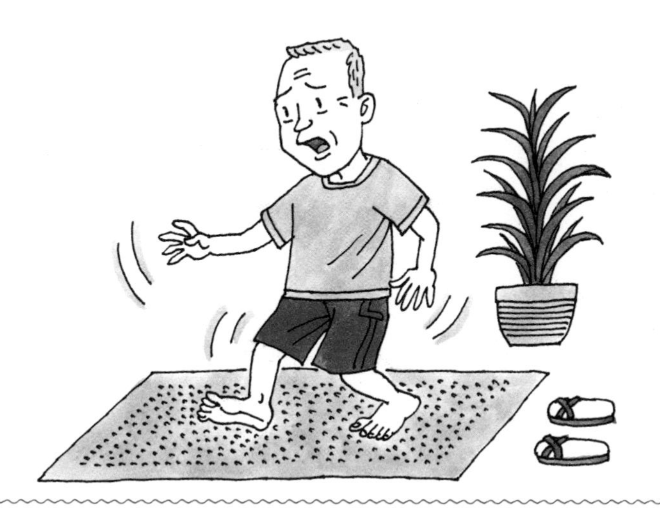

（3）先短时间适应，再延长踩踏时间，一般每天 1～2 次，每次不超过 10～15 分钟，老年人应该控制在 10 分钟左右，隔天一次就可以了。

（4）一段时间后可以采取轻轻踮足、深踩、跳跃、负重行走等，以增加刺激程度。每次以自我感觉舒适、脚掌发热为宜。

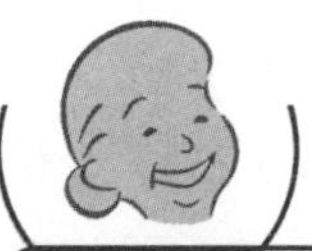

小贴士

脚底有瘢痕或伤口及骨刺者，不宜进行健足毯练习。如果患有骨质疏松或者骨关节退行性病变的人，更要注意控制在健足毯上的时间，因为骨质疏松会使跟骨的硬度降低，出现骨折或骨裂的危险。

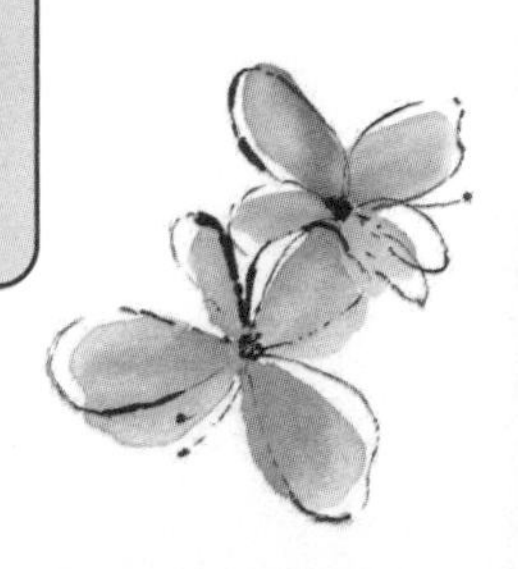

27. 太极拳是「老年健身宝」吗？

太极拳作为我国一项优秀的民族文化遗产，在老年人修身养性、强身健体等方面具有明显的作用，太极拳已经成为"老年健身宝"。

常年打太极拳能够增强神经系统功能，修身养性。太极拳讲究意念与呼吸、动作相配合，促进大脑神经细胞的功能完善，使人体神经系统兴奋和抑制过程得到协调。太极拳讲究意念与动作一致，排除杂念，免受不良思绪的干扰，提高神经系统的自我控制能力，使人变得刚毅开朗，做事更加成熟稳重。同时，一起打太极拳还增加了老年人与朋辈伙伴间的相互接触，消除了老年人的孤独感和空虚感，使身心得到极大的满足，对老年人的神经衰弱、焦虑失眠、紧张不安、反应迟钝等，都有很好的防治疗效。

常年打太极拳能够提高心肺系统功能。研究证实，常年打太极拳，能够有效改善心脑血管和血液循环系统的功能。太极拳动作舒缓，全身肌肉放松，心脏能够得到充足的回血，同时不会加快心率，减少心脏的负担。打太极拳讲究细长、均匀的腹式呼吸，需要人体肺部的氧气充足，身体不欠氧债，不会造成身体不适。打太极拳还可促进胃肠道蠕动，增强消化和排泄功能，对老年人的心脏病、肺病、胃病等都有很好的防治效果。

常年打太极拳能够改善身体的平衡能力。人年老后会出现一系列身体功能状况的衰退，如平衡能力下降、骨质疏松等导致老年人容易跌倒造成骨折。经常练习太极拳，身体的平衡动作和能力就可以得到改善，最大限度地减少跌倒和跌倒后二次伤害事故的发生。

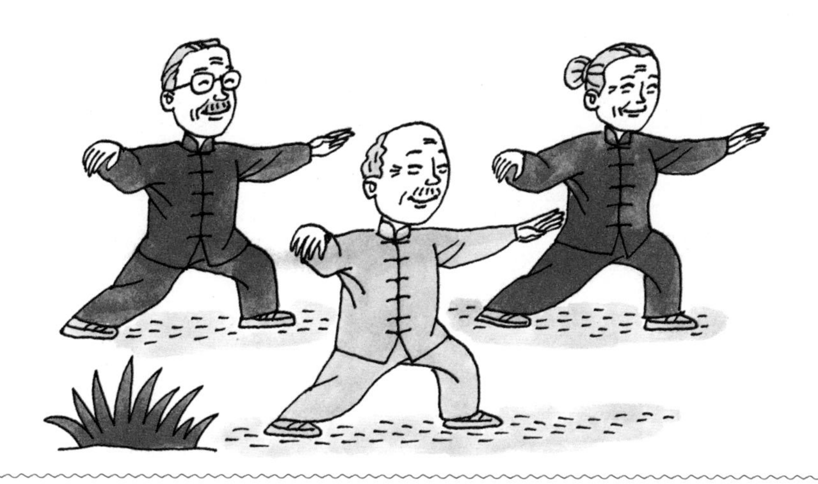

常年打太极拳能够塑造健美形体。太极拳套路练习强度低，属于有氧运动，太极拳的含胸拔背、沉肩坠肘等动作，都能够使全身的肌肉得到充分的锻炼，保持良好的体形。

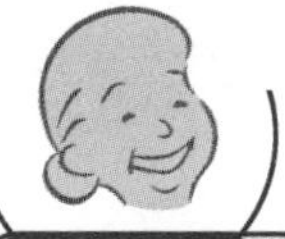

小贴士

为了便于在广大群众中推广太极拳，1956 年国家体委在杨式太极拳的基础上，删去繁难和重复的动作，选取 24 式共 4 段，编成“简化太极拳”，5 分钟左右可练完一套。这套简化太极拳盛行于国内外，深受人们喜爱。1979 年国家体委又编创了 48 式太极拳，是简化太极拳的继续和提高，全套 48 式共 6 段，8 分钟左右可练完。

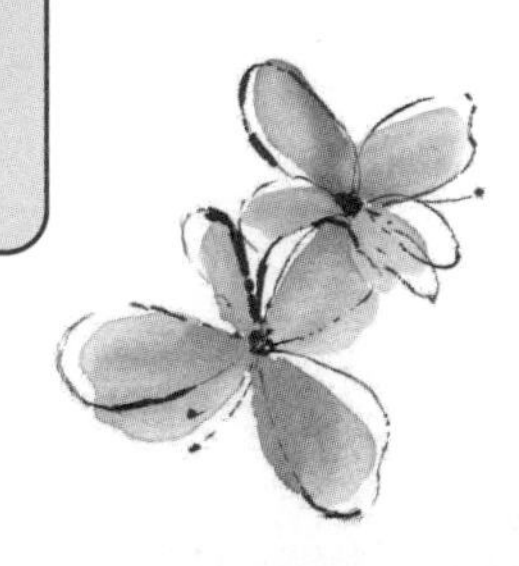

28. “八段锦”有哪些健身效果？

在我国古老的导引术中，“八段锦”是广为流传的保健功法。中国近代著名书法家于右任就是在每天下午四点开始练习八段锦，并且一直坚持，取得了良好的健身效果。八段锦主要有以下4种健身效果。

八段锦能够增强神经系统功能。八段锦讲究的是动静结合，配合呼吸节律，连绵不断，似静非静，似动非动，全身的神经末梢充分感受到自身每个动作的方位、用力的程度，并通过传入神经传到神经中枢，中枢神经随之做出改善式调整，于是大脑运动中枢的功能得到了增强，中枢神经的灵敏性和协调性也得到了提高。

八段锦能够改善心血管功能。老年人的血管硬化增加，心肌收缩功能减弱，心脏泵血功能下降。经常练习八段锦，可以改善心肌收缩力，改善心脏泵血功能，改善心肌冠状动脉氧供状况，周身血管壁的弹性功能恢复，可防止动脉粥样硬化的发生。

八段锦能够降低“三高”症状。“三高”是现在老年人最容易得的“富贵病”。八段锦可以改善肌肉组织对胰岛素的敏感性，加速肝糖原、肌糖原的分解以及组织器官对血糖的利用率，达到降低血糖、降低胰岛素抵抗，从而降低血糖的效果。八段锦属于中低强度的有氧运动项目。众所周知，有氧运动可以加速胆固醇和三酰甘油的代谢与分解，提高高密度脂蛋白的水平，降低低密度脂蛋白的水平，从而达到降低血脂的目的。八段锦可以增加心肌收缩力，减慢心率，增加血管的弹性，降低外周阻力，血管扩张延续时段较长，有利于血压的下降。

八段锦能够提高机体免疫力。八段锦能够强健五脏，改善五脏的功能，提高免疫蛋白的水平，起到调节身心健康、调整身体情绪的作用。随着人体五脏六腑功能的加强，个人自身的免疫力提高，有助于机体保持抵抗疾病的最佳状态。

八段锦的8节动作编排简洁，内容丰富，动作有张有弛，发力而不用力，适合老年人健身练习，它对增强老年人体质、提高免疫力、增强心血管功能具有显著的作用。经常练习八段锦，可以提高老年人的健康水平，能改善老年人的生活质量，提高幸福指数。

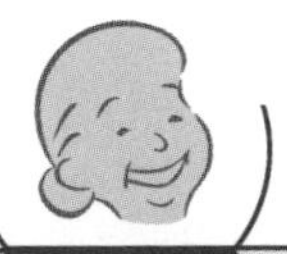

小贴士

八段锦作为传统保健养生方法之一，深受老年朋友的喜爱。目前市面上有国家体育总局健身气功管理中心组织编写的《健身气功·八段锦——健身气功新功法丛书》(人民体育出版社，2003年出版)在售，网上的相关教学视频较多，可供老年朋友参考使用。另外还有“十二段锦”之说，十二段锦又称“文八段锦”，起源于道教打坐之动功，与八段锦并不相同。

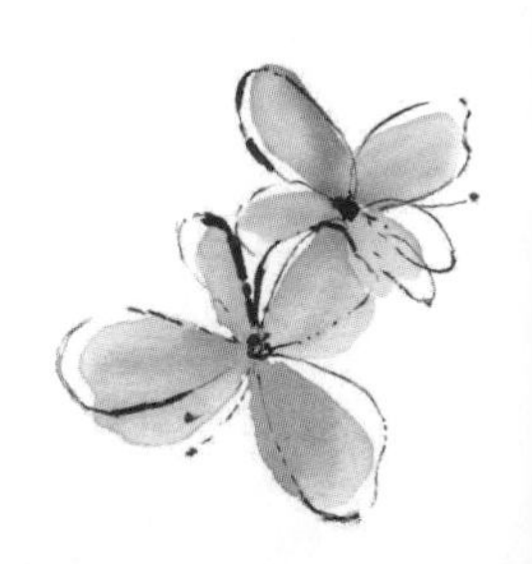

29. 怎样利用棋牌活动休闲益智？

在社区居委会的老年活动中心，经常可以看见三五成群的老年人在下棋、打牌、搓麻将。下棋、打牌、搓麻将是有益的体育文化项目，有些还被列入正规的体育比赛。调查发现，棋牌活动深受广大老年人的喜爱。

棋牌活动能够让老年人动脑，调动思维，预防老年痴呆的发生。民间素有“脑子越用越好，脑子越用越灵”之说，可是老年人由于退休后，没有什么大事，大脑经常处于休息的状态，脑子不经常转弯，思维不敏捷了，老年痴呆的发病率就会增加。如果老年人经常下棋、打牌，在每次考虑下一步怎么走的过程中，充分锻炼了老年人的脑细胞。只要大脑每天都在不停地运转，大脑传递信息的树突细胞数量就会增加，可以预防老年痴呆和记忆力减退等病症的发生。老年人的日常生活质量因此得到极大的丰富，老年人就在棋牌活动中也获得更大的乐趣。

当然，棋牌活动虽能娱乐身心、交流情感，但莫要玩物丧志，没完没了地长时间打牌、搓麻将，以免造成家庭不和谐、朋友失友好的局面。此外，有的老年人在玩棋牌游戏的时候，经常长时间坐在椅子上，很少起来活动。殊不知老年人的心血管功能已经弱化，如果长时间端坐不动，血液循环不好，容易诱发心血管疾病，同时还会引起颈椎痛、关节痛、腰背酸痛等病症。而且随着年龄增长老年人的视力一直在衰退，如果长时间盯着棋牌、不放松视神经，很容易患上眼科疾病。

再者，棋牌活动具有体育比赛的规则，每一场棋牌都会有输赢的结果。老年人在玩棋牌游戏时不要过于追求输赢，参与者应该更多追求棋牌活动的过程本身，而不是输赢的结果。如果过于追求输赢，情绪起伏肯定很大，那么既达不到棋牌活动休闲益智的作用，同时又会损害老年人的身心健康，引发某些疾病。所以老年朋友在玩棋牌的时候，要充分享受棋牌活动带来的乐趣，而不要过多地关注输赢结果。

因此，老年朋友在玩棋牌游戏的时候，要端正心态，放松心情。要注意玩棋牌的时间不要太长，不要过分追求输赢，更不能进行变相赌博。老年人还是要经常进行肢体锻炼活动，不要沉迷棋牌游戏活动而不能自拔。

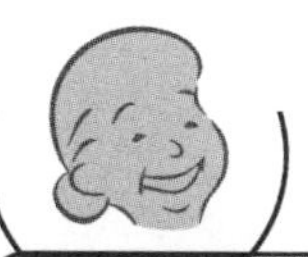

小贴士

老年人退休后，生活归于平淡，没有每天的工作压力，整日操劳的事情又不多，可以更多地投入到体育文化娱乐活动中。棋牌活动不仅仅是游戏者本人全神贯注，旁边观战的老年人也是兴趣高涨、分享其乐。当然，老年人参与这些文化活动主要是为了消遣娱乐，输赢结果切不可过于当真。

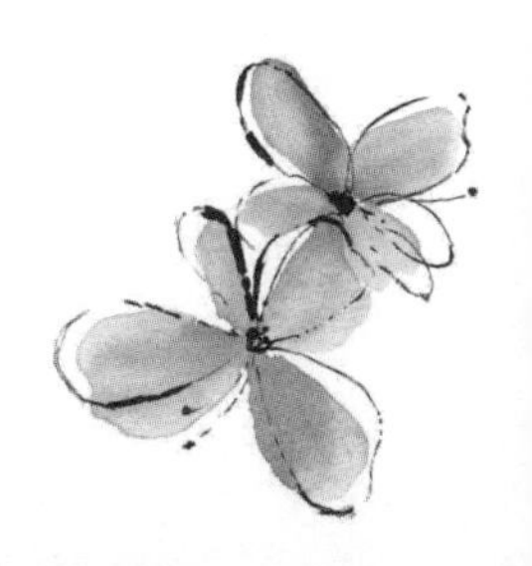

30. 门球运动有哪些健身效果?

近年来参加门球运动的老年人越来越多,我们经常可以看到三五位老年人,带着简单的球具,在门球场切磋交流半天,快快乐乐玩上半天。那么,门球运动到底有哪些健身效果呢?

门球运动能够增进情感交流,有益于心理健康。老年人退休后的孤独感和空虚感会越来越强,而门球运动作为一项集体运动,需要走出家门,来到户外,三五个好友经常聚到一起,即使是刚认识不久的陌生人,经过长时间在一起打球,慢慢就会熟络起来。球友之间经常交流对门球运动的心得体会,时常在一起切磋球技,有助于老年人更好地融入社会,老年人的心情愉悦,朋友之间的友谊得到升华,对保持老年人的心理健康有很大的益处。

门球运动能够重塑体形,减重减脂。门球运动作为一项中低强度的有氧运动,既可以让老年人身体的各个部位都得到充分的活动,又能够提高身体对脂肪的利用能力,减少脂肪的堆积。所以说门球运动能够起到减重减脂、重塑体形的健身目的。门球运动期间,走与停、动与静、说话与思考、技术与技巧都在其中,强身健体功效突出。

门球运动能够增强身体各系统器官的功能。门球运动的技术要求不高,门球运动中的挥杆、扣球、弯腰等动作,会使膈肌、肋间肌等呼吸肌的功能得到锻炼,增大胸廓的活动幅度,从而改善老年人的呼吸功能。再者,门球运动的这些技术动作还能够增加躯干和上肢的肌肉力量,增加关节的活动度。门球运动还需要参与者要多动脑,保持头脑的冷静,积极地思考战术变化,这对老年

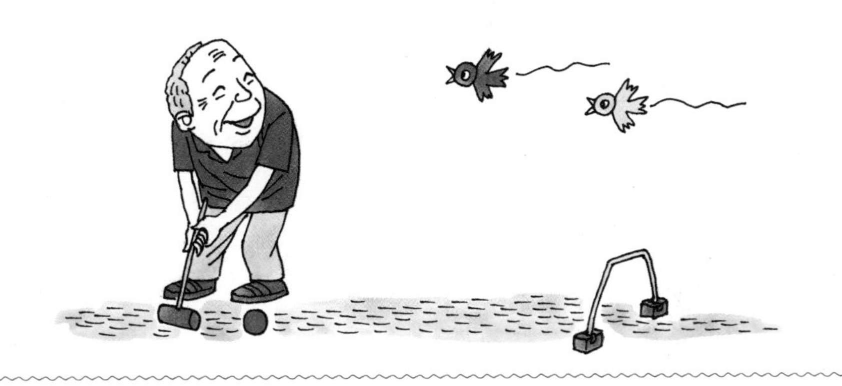

人维持大脑功能多有益处。老年人经常参加运动，神经系统的协调性、稳定性以及反应能力都能够得到锻炼和加强，其中最明显的是反应能力的提高，这说明门球对提高中枢神经系统的兴奋性和改善大脑皮质的分析能力作用很强。

总之，长时间坚持门球运动，对老年人的身体形态、心肺功能、大脑的反应能力都有积极的作用。

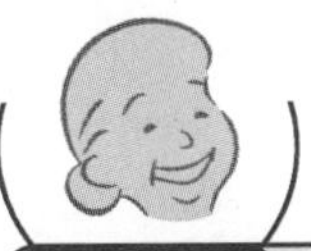

小贴士

门球又称槌球，是在平地或草坪上用木槌击打球穿过铁门的一种室外球类运动。门球起源于法国，13 世纪传入英国，17 世纪传入意大利，以后又传到美国。20 世纪 30 年代传入中国，70 年代开始作为老年人的活动项目被推广开来。门球场地小，技术简单，比赛时间短，运动量也不大，一块平整的空地、一套球杆、一套门球、几个小铁门框和一群老伙伴就可以组队开展活动。门球的具体规则可参阅相关书籍。

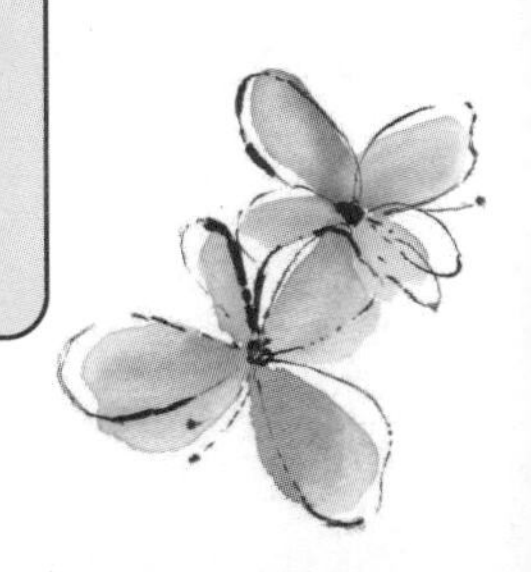

31. 健身骑行队活动为何如此流行？

在全民健身、科学健身的大环境下，健身的方式越来越多，健身骑行就是受到不少老年人欢迎的一种方式。很多志趣相投、爱好相近的老年人自发组成了团体协会，组建了各类健身骑行队，有的还颇具影响力，许多远郊近游活动搞得有声有色。那么，为什么健身骑行队活动会如此流行呢?

健身骑行是一种时尚的健身方式。传统的局限于运动场馆的健身方式已经无法满足个性化的需求，运动类型的多样化和个性化运动的到来，在很大程度上满足了老年人的这一需求。骑行运动得天独厚地符合这些需求，促使健身骑行方式流行起来，成立相应的队伍、举办相应的活动也就顺理成章。

健身骑行既环保又能健身。现在国内外上上下下都在大力提倡低碳生活。骑行是一种环保的出行方式，既可游览湖光山色，又能缓解精神压力，既满足了出门旅游的愿望，又可以起到健身锻炼的效果，因此人们对这项运动越来越向往，慢慢地就出现了各类小团队。这种健身团队的出现，不仅可以帮助推动全民健身的发展，活动宣传也影响越来越多的人从事骑行活动，还能减缓城市交通压力，保护生存环境。

健身骑行队活动具有极大的公益性。健身骑行队大力展现和宣传全民健身运动，可以促使越来越多的人养成体育生活方式的好习惯，提高老百姓的身体素质，促进社会和谐发展，丰富了人民群众的业余文化生活。

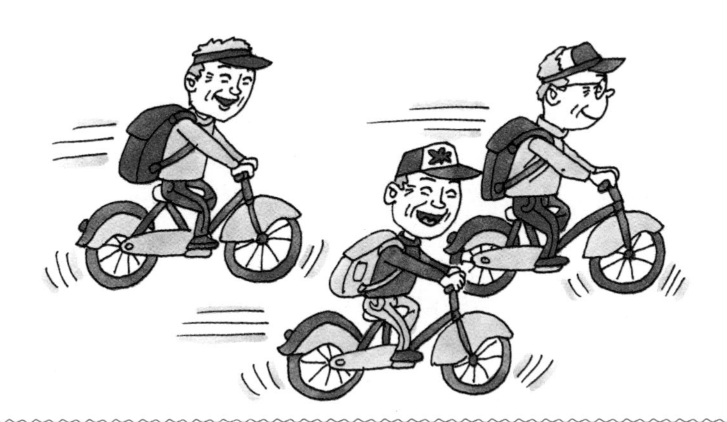

总之，健身骑行队活动益处多多，初学者骑行路程可以短些、速度可以慢些，甚至可以先在功率车上练习。量体裁衣，因人而异，才是科学适度、安全有效的健身原则。因此，我们要大力宣传健身骑行这项运动，使每个参与进来的人都能收获强健的身体和良好的精神状态。

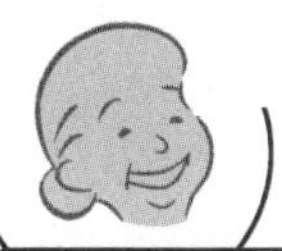

小贴士

如今，人们的生活水平不断提高，业余文化活动也越来越丰富多彩，积极参加健身锻炼成为市民百姓必不可少的一种体育生活方式。因此，现在的人比以往任何时期都更加强烈地意识到身体健康的重要性，生活不再是以工作为主要目标，同时也希望在休闲的生活中加入多样的元素，注重并养成科学健身的好习惯，各类健身骑行队的出现就是明证。

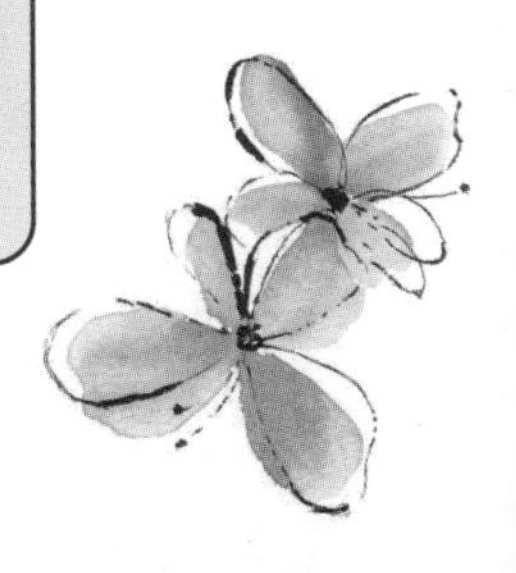

32. 老年瑜伽有哪些健身效果?

近几年瑜伽运动开始普及,老年瑜伽练习者也越来越多,老年瑜伽渐渐成为老年朋友所热衷的一种非常时尚的健身项目。那么,老年瑜伽有哪些健身效果呢?

总体上讲,老年瑜伽能够使老年人的骨骼与肌肉恢复弹性与活力,内脏与各内分泌腺恢复功能,起到养颜抗衰老、治疗和预防各种老年疾病的功效。具体的效果体现在以下 7 个方面。

(1) 调节生理功能:老年瑜伽运动强调身体是一个大系统,身体大系统由若干个部分组成,各个部分保持良好的状态才能有健康的身体。老年瑜伽通过体位、调息等方法,调整各个器官的生理功能,达到强身健体的目的。

(2) 降低血压:老年瑜伽通过调息、运动对身体内外环境的调整,对缓解压力和降低血压具有较强的影响作用,有助于慢性病患者减少服药量。

(3) 保护关节,增强骨骼健康:老年瑜伽通过各种柔韧动作,使锻炼者的关节韧带和肌腱更加灵活。特别是老年瑜伽中的一些特定承重姿势,有助于延缓骨小梁稀疏的过程,降低老年朋友患上骨质疏松的风险。

(4) 消除紧张,平静内心:老年瑜伽通过调整呼吸、打坐和各种体位法,诱导人脑和神经系统进入松弛状态,可调节自主神经功能平衡,达到内心平和宁静以及延年益寿的功效。

(5) 增强身体的平衡性:老年瑜伽缓慢而有节奏的动作,有助于提高身体的平衡感,可防止老年人跌倒。

(6) 提高头脑的灵活性：老年瑜伽运动促使老年人专注于呼吸与动作同步，有助于保持头脑清晰和思维的积极运转。

(7) 优化情绪，修身养性：老年瑜伽提倡健康的生活方式，比其他运动项目能更好地提升情绪和减轻焦虑水平，能让人戒除吸烟、酗酒等恶习，通过不停地超越自我，也让人充满自信。

以上就是老年人能够通过老年瑜伽所达到的健身效果，老年朋友只要能够坚持适当练习，瑜伽运动会给老年人带来意想不到的健康功效。

小贴士

瑜伽起源于古印度，流行于全世界，具有5 000多年的历史。瑜伽主要通过调整呼吸和体位动作的练习，刺激人体神经和腺体，柔韧身体各大部位关节，改变人的亚健康状态，促进身体健康。瑜伽还可以通过呼吸及各种独特姿势，给予头脑、筋肉、内脏、神经、腺体适度的刺激，乃至强化腹腔内脏器官，除去身体的不安定因素，从而令身心健康安定。

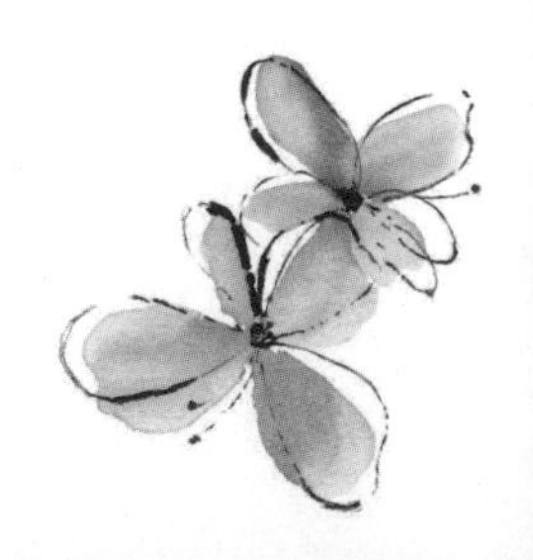

33. 爬山健身如何趋利避害？

爬山又称登山，这种健身方式不但可以使人们达到健身的效果，而且还是一种非常环保的健身方式。但爬山健身对老年朋友来讲，是一种负担很重的运动项目，如在爬山的过程中一些老年朋友容易因运动负担过大，而导致一些心脑血管疾病突发。这对老年人来说，是需要特别注意的。因此，爬山健身这项运动并非对所有老年人都适合。

既然爬山健身也有许多讲究，稍加不注意就会给身体带来伤害，那么在爬山健身时如何趋利避害呢？

首先，要注意爬山的时间。在大城市里不建议进行早锻炼，同样也不建议在很早的时间段进行爬山锻炼。因为在早晨空气质量不是很好，对一些老年人或者呼吸功能不是很健全的人，这个时间爬山弊多利少。

其次，爬山前要了解自己的身体状况，特别是心脑血管功能和关节功能，当然还有膝关节的功能。

在爬山健身时，建议没有接受过相关检查的老年人，在正式登山之前，最好接受一些心功能运动负荷试验、心电图方面的检查，这样就可以把那些隐匿的心脏疾病给“揪”出来。之后按照医生和专家的指导，控制好运动的强度和量，给自己的登山制订一个合理的计划。例如，爬山时心率保持在 120～140 次/分钟；老年人每走半个小时，最好休息 10 分钟；胸闷气喘、体力不支时马上停止运动，同时要带好应急药物。

在爬山健身时，膝关节受到的压力是平路行走受到压力的4～5倍。经常爬山，半月板与关节软骨频繁遭遇磨损，就可能造成膝关节、踝关节慢性损伤，关节过度磨损，进而继发关节炎。很多老年人本身就有骨质增生，爬楼梯腿都会疼，其中一个原因就是与过度使用膝关节有关。因此，进行爬山健身需要掌握好时间：一般来说，一周内进行2～3次，也就是维持隔天爬山健身的频率是合适的，既不至于过度疲劳，又能起到锻炼的效果。

总之，在进行爬山这项健身运动时，一定要秉着科学锻炼的态度进行，才能达到健身的效果，否则事与愿违，反而伤害了自己。

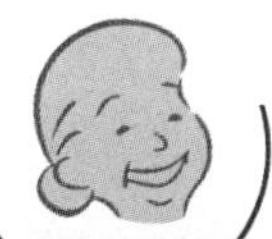

小贴士

爬山健身的好处主要有四点。①脚力锻炼：双脚灵活有力，爬山是进行脚力锻炼的最佳方式之一。②“功能泵”：爬山可以强健心肺功能，促进心功能储备。③“森林浴”：属绿色健康法，进入森林，跋山涉水，静思养神，全身沐浴于森林中，洗净城市尘嚣，令人心旷神怡。④全身运动：爬山可以明显提高腰腿部的力量、行进的速度和耐久力、身体的协调平衡能力等身体素质，强健筋骨，增强抗病能力。

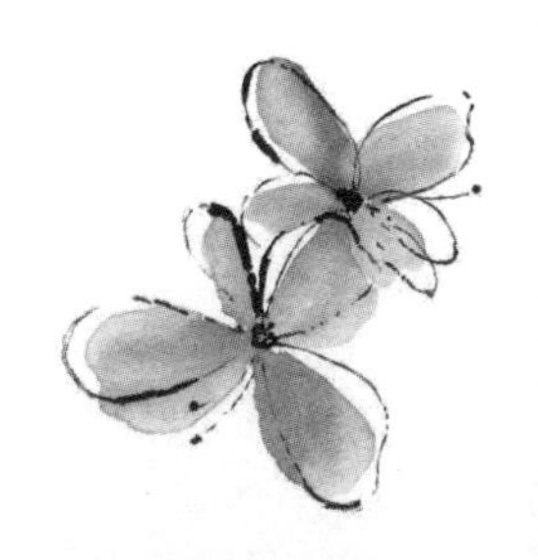

四、特殊人群如何合理运动健身

34. 失眠患者如何合理安排运动健身?

现代人生活压力大,经常容易出现失眠病症。老年人由于身体功能的退化,睡眠时间减少,更容易失眠,出现入睡障碍、睡觉时间不足、睡眠质量不良等状况。对于老年失眠患者,应该如何安排体育运动,既能帮助他们改善睡眠,又能强健体魄呢?

注意运动项目的选择。美国学者研究发现,坚持有氧运动能够明显改善睡眠质量,而且通过有氧运动还可以避免失眠药物的副作用。有氧运动可以稳定自主神经功能,缓解压力,消除精神紧张,改善大脑功能状态。此外,有氧运动还可以加强血液循环,放松肌肉,使身体功能恢复正常。老年人经常会有孤独和空虚感,这些不良情绪也会导致老年人失眠,经常参加体育运动,尤其是自己擅长和喜爱的运动项目,多与朋友交流,可增强老年人的自尊心和自信心,激发生活的乐趣。老年人可以选择慢跑、健步走、太极拳、八段锦等有氧运动,但运动时要时刻注意自己的身体情况。

注意运动时间段的选择。运动的时间一定不能安排在临睡前,运动会使神经系统兴奋,大脑皮质处于兴奋状态,很难入睡。因此,一般可选择早上日出后锻炼或者下午锻炼。

注意运动强度的控制。最常用也最方便监控运动强度的指标就是心率,一般以(170/180 -年龄)的计算结果作为最适宜心率,或者以本人最大心率(220 -年龄)的 65%～85%的计算结果作为运动强度的上限。

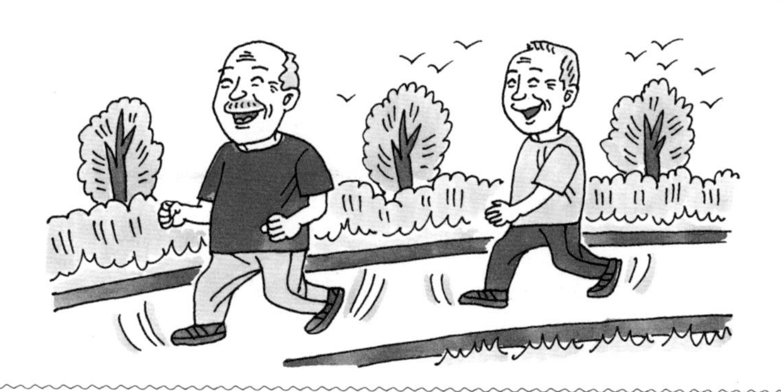

注意运动时间的控制。对老年人来说，可以安排中等强度的运动，每次的运动时间在20～30分钟，中间可要有间歇时间，比如健身锻炼15分钟，中间休息3～4分钟。如果运动中间感觉到心率过高或有任何不适，一定要立刻停止锻炼。

注意运动频率的控制。一般是以一周锻炼的次数来进行评定。锻炼间隔的时间不宜太长，如果太长的话，锻炼效果很容易消失。要想维持好的锻炼效果，最好每周锻炼3～4次。睡眠严重障碍者可以每天健身锻炼，并配合药物疗法。

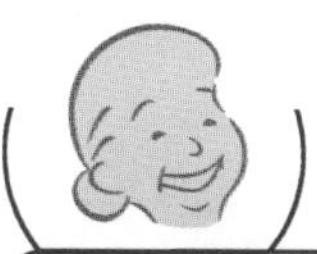

小贴士

短时间、中等运动强度能够增强大脑皮质的功能，提高生活质量，改善睡眠质量，但是一定要注意训练的强度不宜过大，尤其是老年人不能过于逞强，一旦超过身体的承受能力，极易造成身体功能紊乱，出现情绪波动，会加重失眠病情。

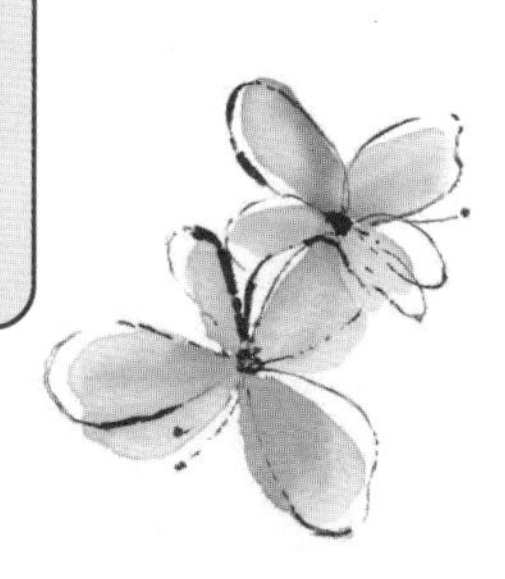

35. 冠心病患者如何合理安排运动健身？

冠心病的全称是冠状动脉粥样硬化性心脏病，是供应心脏营养的冠状动脉血管发生粥样硬化病变，血管腔狭窄或者阻塞，造成心肌缺血、缺氧或者坏死而导致的心脏病。男性患者多见，年龄多在40岁以上，脑力劳动者居多，老年人发病更多。老年冠心病患者的体育锻炼需谨慎，要在医生的指导下严格地按照运动处方进行。

注意运动项目的选择，冠心病患者宜选择小强度运动，如简式太极拳、八段锦、散步慢跑等，在功率自行车、跑步机上的活动强度和练习时间更易控制。运动强度的监控指标是心率，运动时心率控制在100～130次/分，主观感觉不累，感觉不到有明显的心跳，运动时聊天不会受到干扰。

注意选择运动时间段，并控制时间长短。一般选择下午或者晚间，一定要避免在上午8～10时锻炼，因为这个时间段是冠心病发病率最高的时间段。每次运动在10～30分钟，每次锻炼前一定要先进行准备活动，不可盲目急于进行体育锻炼，让身体的各个器官、肌肉功能得到唤醒，然后再投入到运动中，每次运动结束也要进行整理活动，让身体逐渐恢复到运动前的状态。

运动的频率可每周锻炼5～7次。若每次锻炼的时间比较短，也可以每天锻炼1～3次。

冠心病患者运动健身的注意事项如下：

出门运动记住
一定要带药。
速效救心丸
硝酸甘油

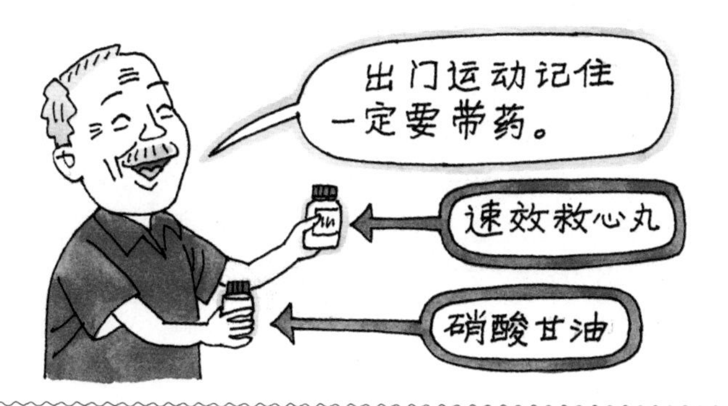

(1) 重要提醒：冠心病患者锻炼的时间一定要避开早晨和上午。美国哈佛大学研究还发现，上午 8～10 时是冠心病发病率最高的时间阶段，其发作的概率比晚上 11 时前后高出 3 倍，成为冠心病发作的“高峰”。因此，冠心病患者应尽量注意自我保健，以免发生意外。

(2) 随身携带硝酸甘油、速效救心丸等药物，如果运动过程中出现身体不适，必须立刻停止运动。

(3) 随时监测自己的心率，加强自我保护意识，一旦心率过高和心律失常，也要马上休息调整。

(4) 保持情绪稳定，避免过度紧张和不良情绪的刺激。

(5) 急性发作期间绝对卧床休息，积极配合医学治疗。

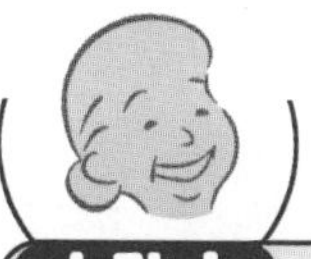

小贴士

造成冠心病的病因有高血压、高血脂、糖尿病和肥胖等，都会造成血液黏度增加、血流不畅，使冠状动脉出现粥样硬化。冠心病的诱发因素有吸烟、过量饮酒、不合理的膳食、缺乏体育锻炼等不良生活方式，以及性别、年龄、家族史等高危因素。

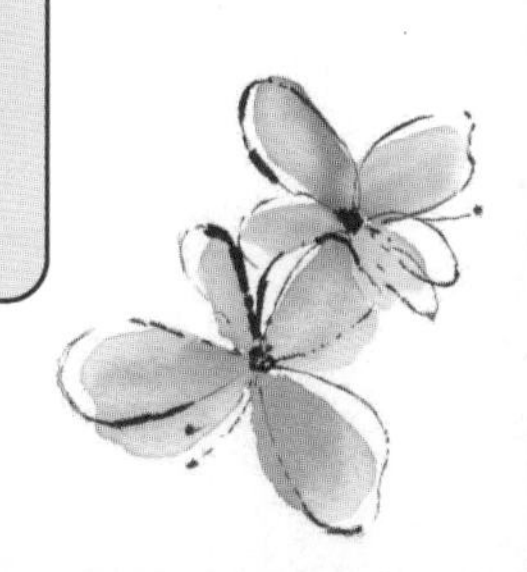

36. 高血压患者如何合理安排体育运动?

高血压以体循环动脉血压增高为主要特征,可伴发心、脑、肾等器官的功能或器质性损害。适宜的体育运动活动量,能够达到稳定血压甚至降低血压以及减少用药剂量的作用,那么,老年高血压患者的体育锻炼应该怎么安排呢?

注意运动强度的控制。高血压患者宜选择强度小、速度慢的运动项目,如功率自行车、跑步机、慢跑、健身走、太极拳、八段锦、自行车越野等。运动强度的监测指标是心率,轻度高血压患者的安全运动心率是(180-年龄)的计算结果,严重高血压患者的安全运动心率是(170-年龄)的计算结果,甚至更低。高血压患者要随时监测自己的运动心率,一旦超过安全的运动心率,应立刻降低运动强度。专家特别提醒,高血压患者宜采取无负荷、无阻力的运动,不宜选择阻力力量训练。因为在抗阻训练中,健身者很容易憋气,憋气容易造成血压快速上升,带来生命危险。

注意运动时间的控制。高血压患者每次参加低强度的健身锻炼时间为20～30分钟,不要超过60分钟。在锻炼过程中应多安排间歇性训练,给患者有一定的休息缓冲时间。锻炼的时间最好放在午后或者晚间,因为此时血压相对比较稳定。

运动频率一般每周锻炼5～7天,每天锻炼1～2次,主要根据自己的身体情况来安排,不要过分追求次数。

高血压患者运动健身的注意事项如下:

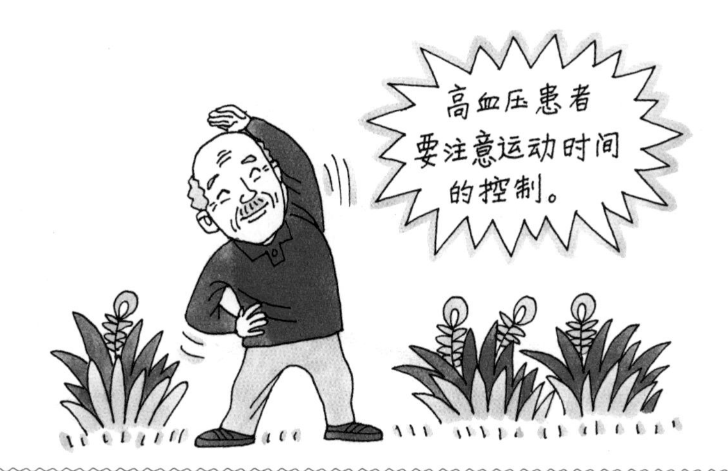

(1) 严格控制运动负荷,锻炼时要量力而行,时刻监测自己的心率和血压情况。

(2) 避免抗阻力运动,抗阻力运动由于会憋气,很容易引起血压快速上升,诱发心脑血管病症危险。

(3) 健身时精神放松,情绪饱满,避免情绪波动。

(4) 饮食方面要控制钠盐的摄入量,还要控制体重。

(5) 积极配合医学治疗,观察与稳定血压状态。

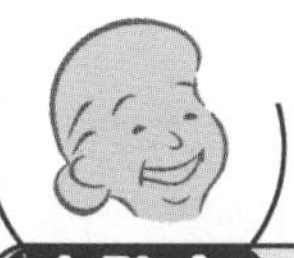

小贴士

高血压发病率随着年龄的增加呈现上升趋势,人过 40 岁以后高血压的患病率明显增高。到 60 岁以上,高血压的发病率约为 60%,是老年人常见病症之一。

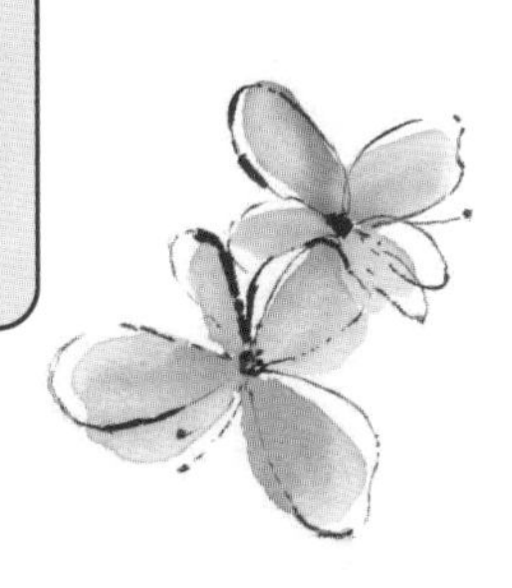

37. 呼吸病患者在冬季如何合理安排运动健身?

现实生活中,呼吸系统疾病在老年人中的患病率较高,慢性支气管炎占据了首位,疾病发展后期并发肺气肿、肺心病,出现胸闷气喘、呼吸困难等症状。在冬季,老年慢性支气管炎发作更多。专家指出,安排适当的体育锻炼,可以增强老年呼吸病患者的身体素质,改善肺功能,提高生活质量。

呼吸病患者运动健身时要调整呼吸方式,将胸式呼吸改为腹式呼吸。成人的呼吸方式大多数是胸式呼吸,但是这种呼吸方式对于呼吸系统病患者来说,膈肌的收缩能力和收缩效率都下降了,呼吸困难的症状很难缓解。腹式呼吸可以增加膈肌的收缩能力和收缩效率,增加潮气量,呼吸困难的状况得到缓解。呼吸病患者每天至少训练 2 次,每次 2～3 组,每次 5～10 分钟,掌握腹式呼吸的方法和要领以后,要逐渐增加锻炼的次数和时间,争取能够把腹式呼吸作为自己习惯性的呼吸形式。

注意运动项目的选择和运动强度的控制。呼吸病患者的免疫力较差,最好选择舒缓的能够提高免疫力的有氧运动,可选择太极拳、八段锦、呼吸操、瑜伽、健步走、慢跑、游泳、划船器、跳绳等。慢跑是最能够提高心肺功能的项目,但对于呼吸病患者来说,一定要注意慢跑的速度,不要求快,只要比走路速度快就可以,慢跑速度可以慢慢提高。每天坚持慢跑,可以改善心肺功能,还可以提高免疫力。美国学者对太极拳的研究发现,经常参加太极拳的锻炼,对提高免疫力有显著的作用。

注意运动时间的控制。呼吸病患者由于免疫力差,很容易受

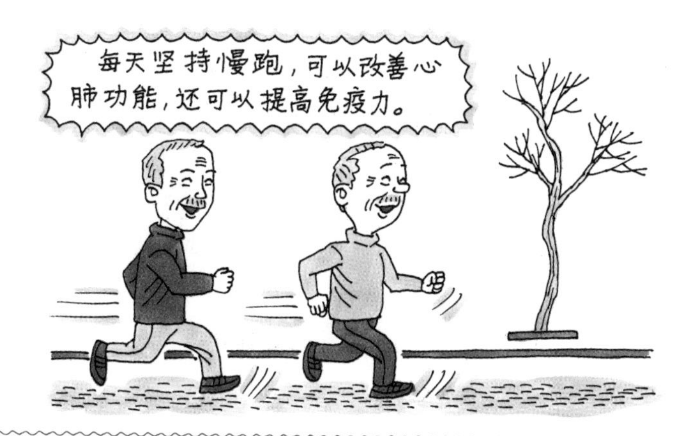

到细菌病毒的侵袭，所以呼吸病患者更不能过长时间锻炼，身体易产生疲劳。每次锻炼总时间 20～30 分钟即可，如果锻炼过程中感到疲劳、眩晕，要立刻终止锻炼，卧位休息，调整呼吸。

注意运动频率的控制。每周锻炼的频率不能过于频繁，容易造成疲劳，但也不能间隔时间太长，否则锻炼的效果容易消失。因此，一般以每周锻炼 3～4 次为宜。当然也要根据锻炼者的身体情况来定，如果身体状况不好，可以选择休息，不要盲目逞强。

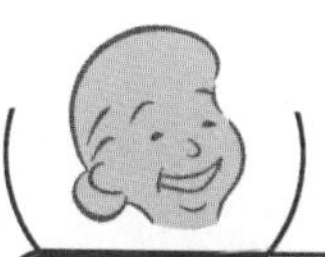

小贴士

呼吸病患者运动时不要过于心急，要循序渐进，强度可以逐渐提高。肺活量是较好的疗效监测指标。腹式呼吸方式训练结合全身运动，康复锻炼的效果会更好。

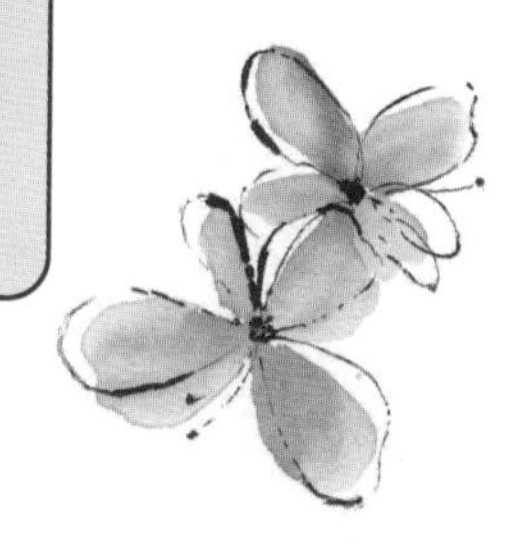

38. 糖尿病患者如何安排运动健身？

糖尿病是一种多病因、全身性、慢性进行性疾病，由于胰岛素分泌缺陷或分泌功能受损，所引发的以血糖升高为主要特征的代谢性疾病。运动研究发现，中等运动强度能够促进糖代谢，消耗糖原，减轻患者高血糖症状，甚至有降低血糖以及减少用药剂量的作用。那么老年糖尿病患者的体育锻炼应该怎么安排呢？

注意运动强度的选择。选择中等或中等偏小强度的体育锻炼，能够充分利用体内葡萄糖和游离脂肪酸，增加有氧代谢酶的活性，改善糖原的分解利用，使血糖水平下降，减少临床的用药量。运动强度的监控指标是运动时的心率，糖尿病患者的安全运动心率＝安静心率＋安静心率×(50%～70%)。

注意运动时间的控制。每次运动时间为 25～45 分钟，初练者可以先从 15 分钟开始，逐渐增加锻炼时间。运动时间一般放在进食后 1.5 小时。

注意运动频率的控制。每周锻炼 3～4 天，每天运动 1～2 次，主要根据锻炼者的身体情况来定，不要盲目追求锻炼的次数。轻度糖尿病患者每餐后 1.5 小时即可开始锻炼。

糖尿病患者在锻炼过程中应该注意的问题如下：

(1) 严格控制运动负荷，锻炼者最好进行中等或中等偏小强度的运动，防止长时间低强度的错误锻炼方式。要遵循循序渐进

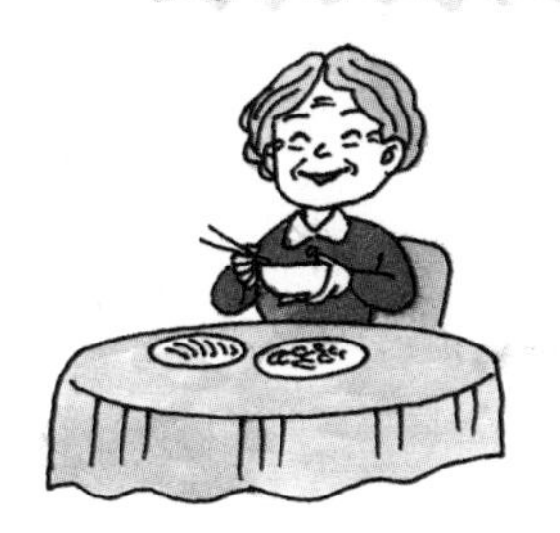
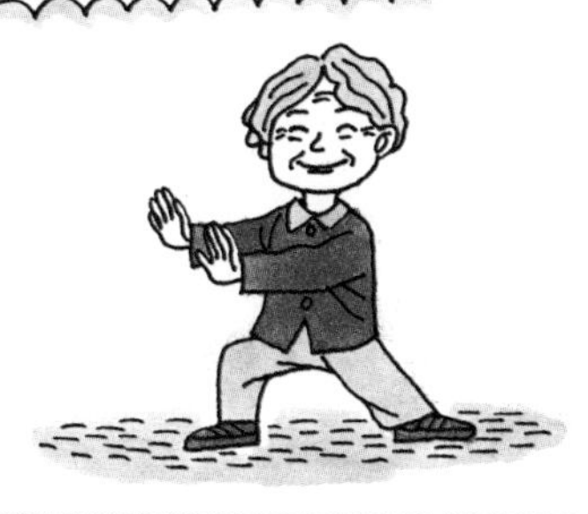

的原则,锻炼的强度和时间可以逐渐增加,必须时刻监测自己的运动心率。

(2) 注意进食和运动时间间隔,运动一般选择在饭后 1.5 小时之后,过早练习则可能诱发低血糖。

(3) 很多老年糖尿病患者并发心脑血管疾病,在进行运动之前,先进行心脑血管的运动试验评估,确定安全心率,最好在医生和药物配合下运动。

(4) 控制饮食,饮食和运动双管齐下,既可以控制体重,还可以降低血糖。

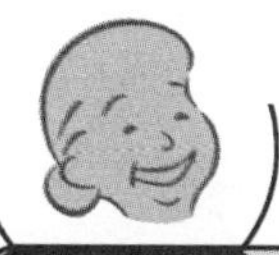

小贴士

糖尿病患者参加体育锻炼,既可以增强体质,提高身体活动能力,还可以减轻糖尿病对其他组织器官的进一步损害。但是在锻炼的过程中,要遵循上述的原则和要求,才能达到健身的效果。

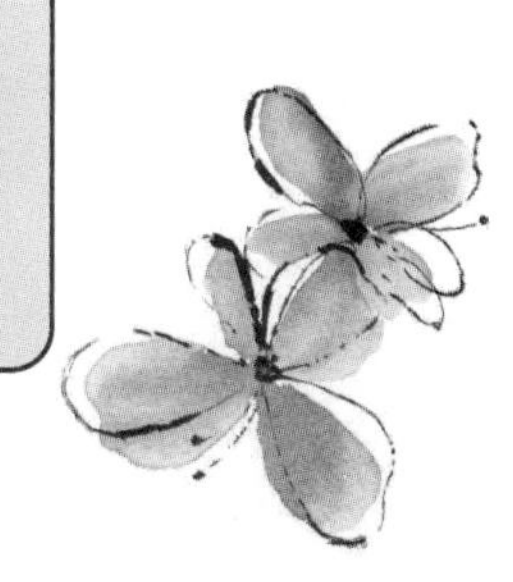

39. 胃肠功能不佳患者如何合理安排体育运动?

随着生活节奏的加快,越来越多的老年人出现了胃肠道功能紊乱问题,而且肠胃病发病率越来越高。运动专家告诉我们,老年人经常参加体育锻炼,可以调节大脑皮质的功能活动,调节神经系统的功能,加强胃肠道的消化和吸收动能,对改善胃肠功能不佳有积极的作用。那么,胃肠功能不佳的患者怎么合理安排体育运动呢?

注意运动强度的选择。选取小强度运动,如摩腹散步、太极拳、武术、跳秧歌、扭腰器等,在运动的同时辅助摩腹,可以增加胃肠蠕动,促进血液循环,增强胃肠的消化吸收功能。运动强度的监控指标是心率,体质较好的锻炼者心率可控制为(180－年龄)的计算结果,体质较差的患者心率可控制为(170－年龄)的计算结果。运动项目要避免腹部静止用力的项目,如健腹器、仰卧起坐等。

注意运动时间的控制。每次运动20～30分钟,早晚可以各1次,但是一定要注意在饭后1～1.5小时后运动,也不可以运动后马上进食,这都会影响胃肠道的消化吸收功能。

注意运动频率的控制。每周锻炼5～7天,每天1～2次。由于胃肠功能不佳的患者的运动强度都是小负荷,运动的频率可以适当增加,但是也要根据锻炼者的实际身体情况来定。

胃肠功能不佳的患者锻炼时应该注意的问题如下:

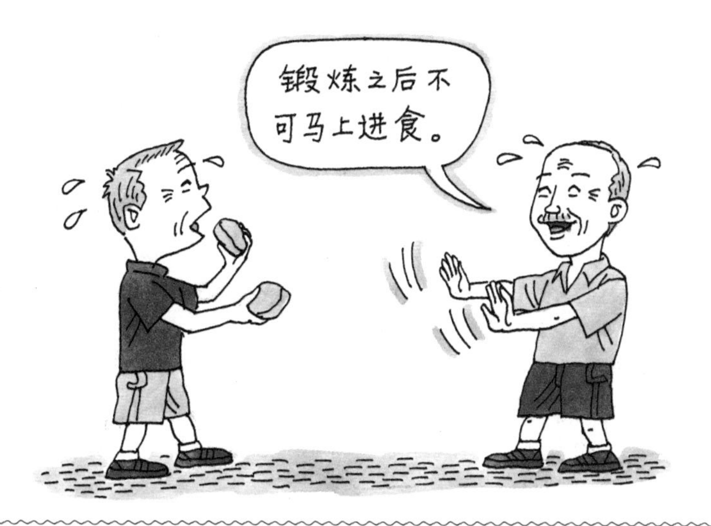

(1) 饱餐后不运动。饭后不宜立刻运动,要在饭后 1～1.5 小时之后再进行体育锻炼,而且锻炼之后也不可马上进食。

(2) 避免腹肌静止用力的运动项目,否则容易引起腹腔内压增加而使病情加重。

(3) 保持心情愉快。

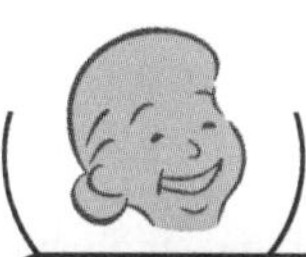

小贴士

引起胃肠功能紊乱的主要原因有两点。①饮食不规律：很多老年人一日三餐不按时吃饭,导致肠胃蠕动功能紊乱,胃液分泌增加,很容易导致胃炎或胃溃疡。②精神因素：现代社会生活节奏快和压力大、精神紧张焦虑、生活上的各种困难和烦恼等,均可影响胃肠吸收消化功能,导致胃肠功能紊乱失调。

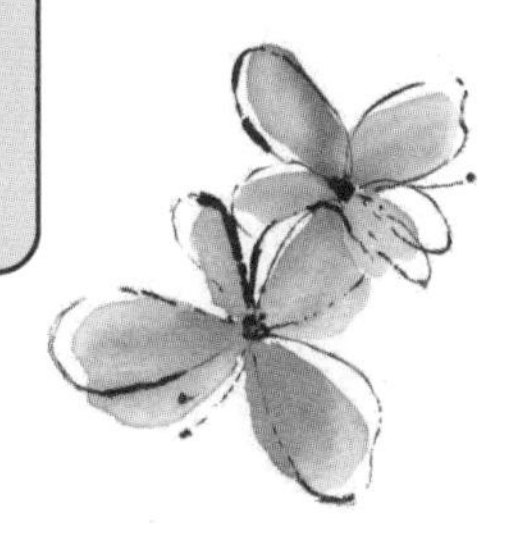

40. 慢性肾病患者如何合理安排体育运动?

慢性肾病是由多病因和多病理所引起的肾小球病症与功能损害。由于慢性肾病的病程比较长,患者都需要卧床休息,身体活动时间比较少,久而久之,患者的身体素质越来越差,下床行走都会出现困难,更难以参加体育活动,如此形成恶性循环。其实,很多老年肾病患者在疾病康复期无须严格限制活动,视病情可合理安排体育活动。

注意运动强度的选择。慢性肾病患者以选择小运动强度或中等偏小的耐力性项目为主,如跑步机上走或跑、功率自行车、健骑器、散步、慢跑、打太极拳、跳广场舞等,这些都是全身性、大肌群、多关节的体育运动,可以全面增强锻炼者的身体素质。适量的耐力运动不仅能够提高体能,还能够促进机体免疫细胞的活力,改善慢性肾病患者的免疫功能,提高患者的免疫力。运动强度的监控指标是运动心率:中等偏小强度运动的心率控制为130～140次/分;小运动强度的心率控制为110～120/分。锻炼者的主观判断是略感疲劳但精神情绪饱满。

注意运动时间的控制。在康复初期,锻炼时间控制为15～30分钟,主要目的是恢复体能;在康复中后期,可适当地延长锻炼时间,每次30～60分钟。应注意运动时的机体反应,以适度为主。

注意运动频率的控制。在康复初期,每周锻炼2～4天,每天1～2次;在康复中后期,可适当地增加锻炼的次数,每周锻炼5～7天,每天2～3次。由于慢性肾病患者的运动强度都采用小负荷,运动的频率可以适当地增多,但要根据锻炼者的实际身体情况来定。

慢性肾病患者锻炼时应该要注意的问题如下：

(1) 循序渐进的原则，根据自己的身体情况和反应，逐渐增加运动强度和时间，以不感到倦怠疲惫为主。

(2) 注意外界环境温度，温度太高，易造成脱水，引起肾功能恶化。

(3) 保持运动时心情愉快。

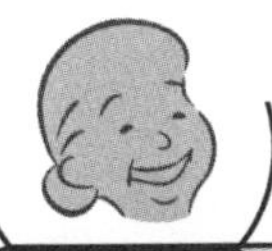

小贴士

慢性肾病根据病因可分为原发性和继发性两类。原发性肾小球疾病最为常见，而继发性肾病主要有糖尿病肾病、系统性红斑狼疮性肾炎、感染及药物引起的慢性肾病等。慢性肾病的主要症状是高血压、蛋白尿、低蛋白血症、脂血症、全身浮肿等。慢性肾病如未能及时有效救治、导致病情恶化进展，则随病程迁延，慢性肾病患者将发展成为慢性肾功能不全、肾衰竭，最终形成尿毒症。

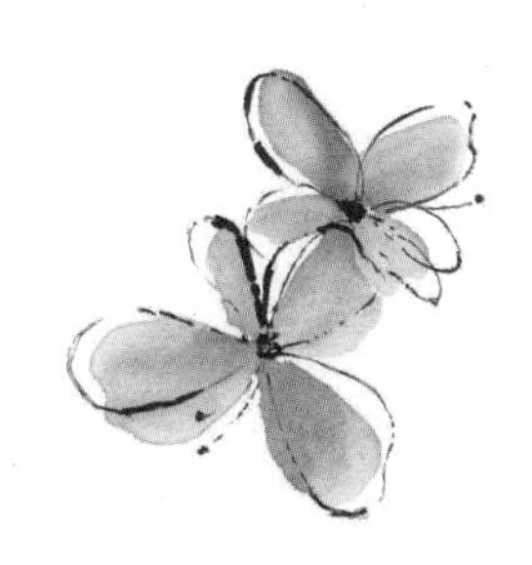

41. 卒中患者如何合理安排体育运动?

脑卒中又称中风,患病人群年龄多在40岁以上,男性高于女性,有75%的患者会留下残疾。卒中患者康复期需要在医生、运动专家指导下尽早参加体育康复锻炼,克服神经肌肉强直性紧张,改变肌肉关节的僵硬状态,尽早康复肢体功能,提高生活自理能力。那么,卒中患者应该怎样合理安排体育运动呢?

注意运动强度的控制。卒中患者应该选择中等偏小运动强度,如甩腿行走、健身球、保健操、医疗体操、推拿按摩、简式太极拳、五禽戏等。中等偏小强度的运动心率控制为120～130次/分。由于卒中患者的感觉缺失,不能够正确地辨认出肌肉的酸痛感,因此运动强度的监控主要以运动心率为主。

注意运动时间的控制。在康复初期,在运动处方的要求下,时间控制为15～30分钟,主要目的是恢复肢体功能和机体体能;在康复中后期,可适当地延长锻炼时间,每次30～60分钟,但注意以适度为主。

注意运动频率的控制。由于卒中患者的康复期较长,因此需要每天进行功能康复锻炼,每天2～4次为宜,可以选择一些简单重复的动作,让患者反复练习,感受肌肉拉伸的感觉。

卒中患者锻炼时应该要注意的问题如下:

(1) 尽早开始功能恢复锻炼。当患者安全渡过急性发病期,

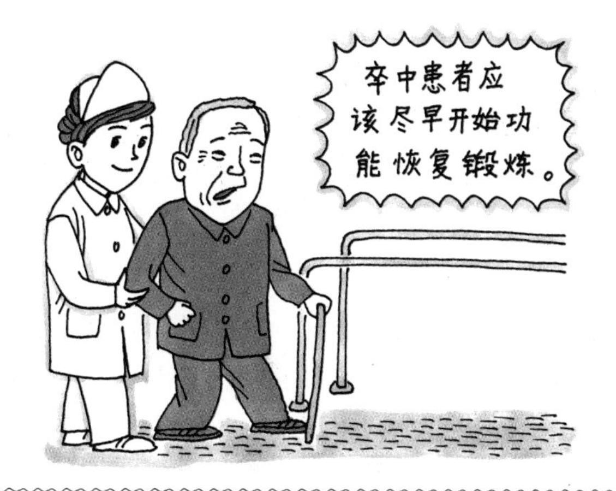

病情稳定了,即可在医生指导下尽早开始肢体康复锻炼,越早锻炼,功能损害越小,功能恢复越好。

(2) 按照循序渐进的原则,根据患者身体情况,逐渐增加锻炼的强度和时间,但要以不感到倦怠疲惫为主。

(3) 个性化锻炼方案,根据病情和患者的实际情况,制订运动处方。

(4) 保持心情愉快,提高心理康复的积极潜能。

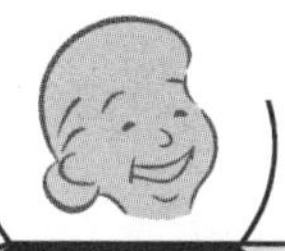

小贴士

造成脑卒中的原因大致有 4 点。①血管病变:动脉粥样硬化是引起脑卒中的主要原因,大约占 70%左右。②高血压:高血压在脑血管病的诱发因素中大约占 60%。③性别、年龄、种族等因素:脑卒中大多发生在 40 岁以后,男性较多。我国脑卒中的发病率高于心脏病,与欧美人群相反。④不良的生活方式:暴饮暴食、肥胖、缺乏锻炼等。

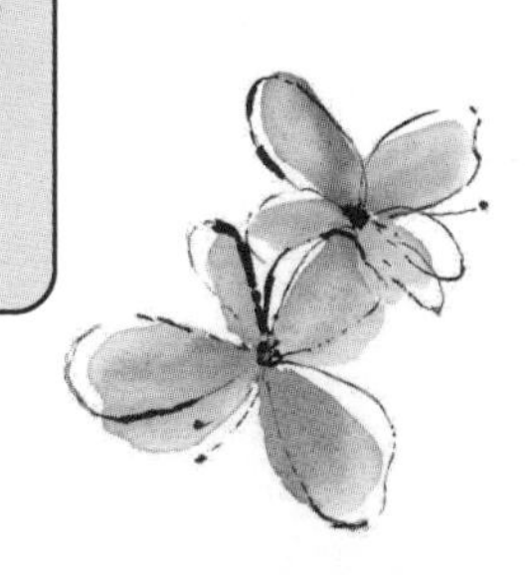

42. 膝关节疾病患者如何合理安排体育运动？

膝关节是全身最大、最复杂的关节之一，主要由股骨、胫骨和髌骨构成，是人体的承重关节之一，也是最容易损伤的关节之一。膝关节疾病主要包括骨性关节炎、滑膜炎、髌骨软化、半月板损伤等。运动专家告诉我们，有膝关节疾病的老年人长期参加体育锻炼，可以促进关节内外的血液循环，增进关节内滑液的代谢，防止关节囊及其韧带的粘连，加强关节周边肌肉、韧带的力量，可以改善关节的活动范围。那么，老年膝关节疾病患者应该如何合理安排体育锻炼呢？

注意运动强度的选择。膝关节疾病患者可选择小运动强度，如踢毽子、关节操、练功十八法、五禽戏、游泳、沙滩运动等，这些运动大多都会避免半蹲、减少对膝关节的磨损。采取小强度的运动，锻炼者若略感疲劳但精神情绪饱满，可适当地延长锻炼时间。

注意运动时间的控制。在康复初期，锻炼时间控制为 20～40 分钟，多组数，期间可以适当休息 5 分钟，主要是恢复体能、减少伤痛；在康复中后期，可以适当延长锻炼时间至每次 30～60 分钟，中间可以多次休息，但是注意运动时的心率以适度为主。

注意运动频率控制为每周锻炼 3～5 天，每天 1～2 次。由于膝关节病患者的运动强度都是中等偏小负荷，运动的频率可以适当增加，但是也要根据锻炼者的身体情况来定。

膝关节疾病患者锻炼时应该要注意的问题如下：

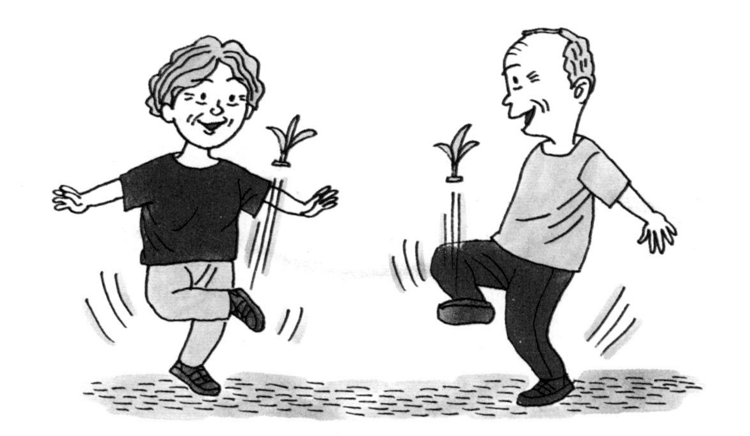

(1) 保护膝关节,避免半蹲的动作,也不要负重练习,可以根据自己的身体情况,逐渐增加锻炼强度和时间,但以不感到倦怠疲惫为主。

(2) 注意外界环境温差,环境温度过低,对膝关节的损害加重,要做好防寒保暖工作。

(3) 膝关节运动可采取防护固定措施。

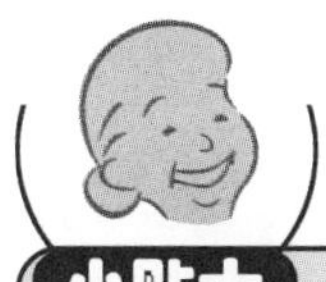

小贴士

造成膝关节疾病的病因有3点。①慢性劳损:长期错误姿势、负重用力、体重过重等,都会对膝关节的软组织造成损伤。②骨质的流失:随着年龄的增加,骨量流失增加,骨质疏松患者伴膝关节疾病的人很多。③外伤和力的承受:日常的膝关节损伤,如骨折、软骨、韧带、半月板的损伤。

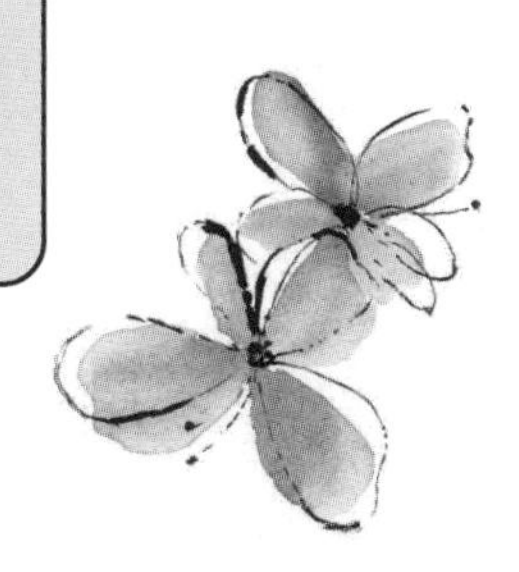

43. 骨质疏松患者如何合理安排体育运动？

骨质疏松症是以骨骼单位体积内骨量减少、骨组织显微结构退化、骨骼疼痛、易骨折为主要特征的一种全身性骨病。老年骨质疏松症的高危人群有绝经期妇女、缺乏锻炼的老年人等。运动专家告诉我们，经常参加轻负荷、跳跃性户外体育锻炼，可以增强骨骼的冲击力和耐受力，增加骨骼血流量，增加肌肉的张力和弹性，减少骨量的流失。那么，老年骨质疏松症患者又该如何合理安排体育运动呢？

注意运动强度的选择。老年骨质疏松患者宜选择中等运动强度，如跳绳、健步跑、大球类项目、老年迪斯科、郊游等。运动强度监控指标是疲劳程度或运动心率：每次运动后疲劳比较明显，但能克服，第二天疲劳基本恢复；运动心率控制为 140～150 次/分。锻炼者还可以根据自己的主观感受来监控运动强度，整个运动过程以没有身体不适为宜。

注意运动锻炼的时间控制为 20～40 分钟，在适应后期，可适当地延长锻炼时间至每次 30～60 分钟，但以适度为主。

注意运动频率的控制。每周锻炼 3～5 天，每天 1～2 次，可根据自己的身体情况进行选择。

骨质疏松患者锻炼时应该要注意的问题如下：

（1）强调户外、轻负荷、跳跃为主的中等运动强度。

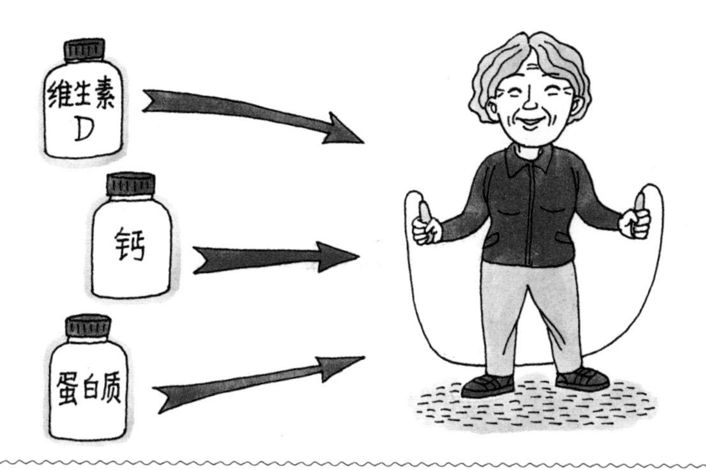

(2) 按照循序渐进的原则，根据自己的身体情况，逐渐增加训练的强度和时间，以不感到倦怠疲惫为主。

(3) 保持心情愉快，积极参与。

(4) 适当地补充维生素 D、钙和蛋白质，运动健身与营养补充双管齐下，对治疗骨质疏松有更明显的效果。

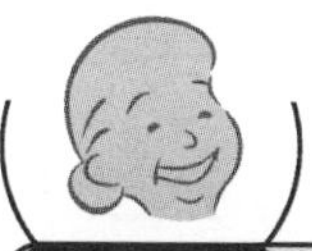

小贴士

造成骨质疏松的原因大概有 3 点。①生理原因：人体随着年龄的增加，骨量的流失增加，绝经期妇女的雌激素分泌减少，骨质的吸收能力减弱。②失用性：很多人缺乏体育运动，对骨骼应力性刺激降低。③营养的缺失：钙质、维生素 D 和蛋白质的摄入量不足。

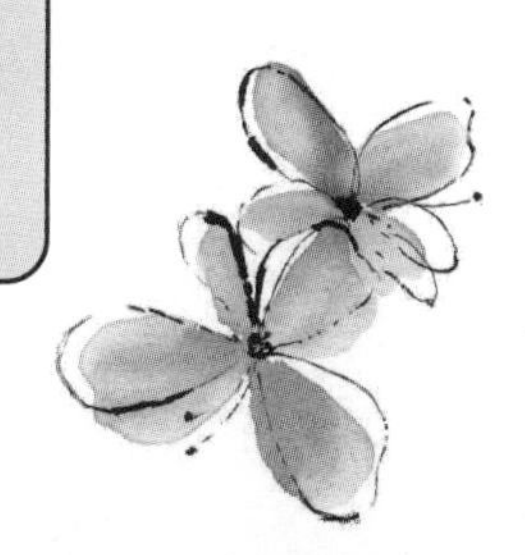

44. 卧床不起患者如何安排肢体功能锻炼?

老年人身患大病或骨折才会卧床，长期静止卧床，容易造成肌肉萎缩、关节粘连、骨质疏松等多种并发症，以及并发褥疮和肺炎，同时失去了生活自理能力，丧失了运动能力。为了预防这些并发症，可以在床上选择一些简单的肢体功能锻炼来加强老年患者的肢体功能。

卧床不起患者的肢体功能锻炼主要分为主动运动和被动运动两种。主动运动主要适用于意识状态良好、伤口基本愈合、生命体征较平稳、无肢体功能障碍的患者；被动运动主要针对的是有肢体功能障碍或者意识不清的患者，需要别人帮助进行肢体锻炼。

主动运动主要有以下5种。

(1) 呼吸运动：前面讲到呼吸病患者需要加强练习腹式呼吸，卧床不起的患者也可以加强腹式呼吸的锻炼，增加通气量、膈肌运动，改善肺部的通气功能，随着膈肌上下移动，还可以促进肠道的蠕动。

(2) 拍胸运动：用两手掌交替轻扣对侧胸部，帮助呼吸道排出多余的分泌物。

(3) 上臂伸展运动：开始时呈仰卧位，双手放在身体两侧，两腿伸直，然后向上伸直两臂，上半身向右旋转，复原，再换方向，向左旋转。以上动作可左右交替进行数次。上臂伸展运动可以增加上肢力量，同时增加骨盆的灵活度。

(4) 髋部运动：仰卧，双膝屈起并拢，然后向左右侧轮流倒下，使骨盆随之转动。如不能自己完成，可由家人帮助。该运动可以增加下肢力量，维持膝、髋关节的活动量，增加骨盆的灵活度。

(5) 腰背运动：屈膝并将两膝立起，尽力使臀部上举。如果不能自己完成，也可以要求家人帮忙。该运动可以提高下肢和腰背肌的力量。

被动运动主要是按摩，由家人或者看护人员对患者的胸腰部、骶尾部、肩胛骨、大粗隆等骨头凸起的部位进行按摩，防止发生褥疮。然后对四肢大肌肉群进行按揉，加强大肌肉群的血液循环，防止肌肉群的萎缩。

卧床不起的患者进行运动时应注意：

(1) 不可半途而废，有的患者觉得做这些运动效果不大或者不愿意麻烦别人，往往会半途而废，所以患者周边的人应该及时鼓励，增加患者的自信心。

(2) 注意动作的准确性，动作不准确或用力不当，都会影响锻炼的效果。

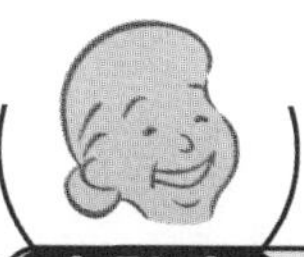

小贴士

卧床不起患者应经常参加主动和被动的肢体运动和按摩，以提高患者的自信心，增强肌肉力量，改善关节活动度，降低并发症的发生率，提高生活自理能力，以更快回归社会、回归家庭。

五、常见运动不适和运动伤病防治

45. 运动时出现胸闷气喘怎么办?

老年朋友在进行体育锻炼的时候,若运动强度过大,就会发生胸闷气喘。如果运动时发生胸闷气喘,应该怎么办呢?

一旦运动时出现胸闷气喘,首先应该立即停止运动。无论是正在进行个人锻炼,还是集体锻炼,都不可以逞强或者再坚持,要立刻停止运动。有些老年人总感觉自己能坚持一下或者“不服老”,这样做的后果可能极其危险。

如果以前有心脑血管疾病史的老年人,锻炼时要随身携带治疗心血管疾病的药物,胸闷气喘症状严重者除了即刻停止运动,还应马上服药。如果平时并没有心脏病史,要及时就医。

体育锻炼时要注意以下事项:

(1) 老年人的心血管功能已经不能够承受大负荷的运动,心肺储备能力限制了大强度练习。所以在选择运动项目的时候,一定要选择动作平缓柔和的有氧运动,运动中要时刻监测自己的心率,一般以(170/180-年龄)的计算结果作为最适宜心率,或者以本人最大心率(220-年龄)的65%～85%的计算结果作为运动强度的上限。高龄人、心脑血管患者的最大心率要更低。

(2) 尤其要注意在体育锻炼过程中不逞能,有些老年人总是“不服老”,不注意运动的强度,容易诱发危险和伤害。

(3) 注意锻炼的季节,心血管疾病发病率较高的是寒冬时节。12月至2月这段时间的发病率较高,特别是持续低温、阴雨或者

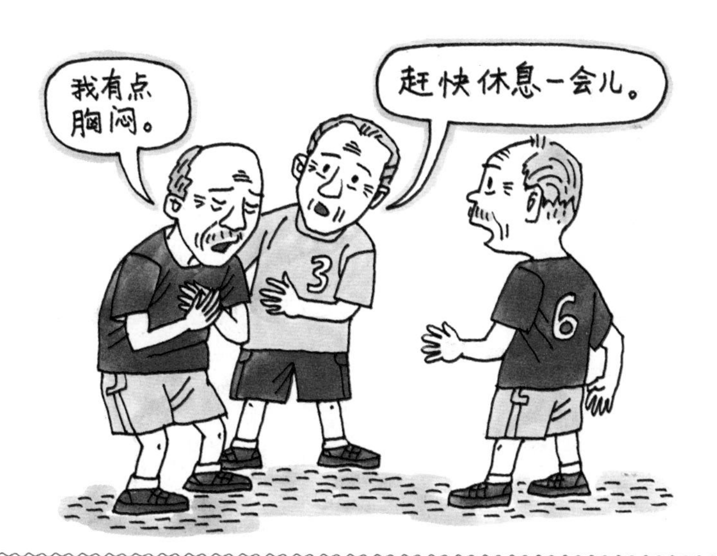

大风的天气，心血管疾病容易复发。所以在每年的 12 月至 2 月，锻炼的时间要适当地减少。

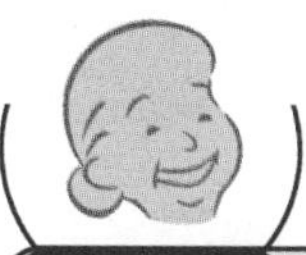

小贴士

老年人的生理功能随着年龄的增加逐渐下降，尤其是心血管功能，随着心肌收缩力明显下降，导致心收缩期延长，特别是等长收缩期的延长和血流速度的减慢。心肌收缩力下降，导致心搏输出量减少、心率调节功能减弱、体内循环血量减少，易出现胸闷气喘。

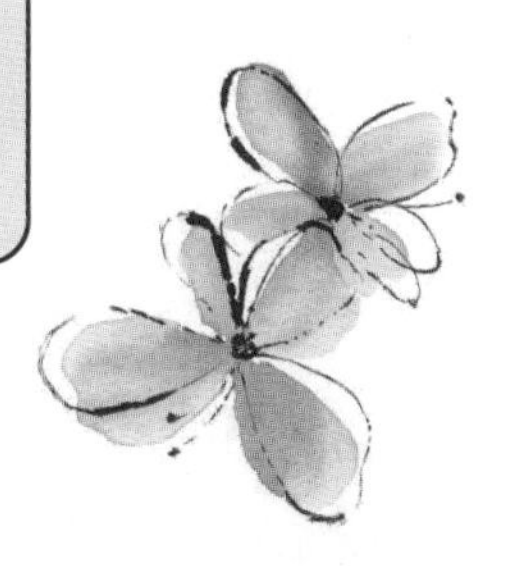

46．运动时出现胃肠道不适怎么办？

老年人在运动的时候常感觉到肚子痛，恶心要吐，觉得胃肠道不适，出现这种情况应该怎么处理呢？

造成运动时胃肠道不适的原因主要有以下6种情况：

（1）进食过冷、过热或者过硬的食物。

（2）运动时间与进食时间间隔太短。很多人在进食不到1～1.5小时就开始运动，胃内还有大部分的残留未消化食物，如果这时进行体育锻炼，很容易引起胃肠道的不适。

（3）外界环境温度变冷。运动时吸入大量的冷空气，造成对肠胃的刺激。

（4）运动前身体准备时间不足。内脏器官血液供应没有跟上，胃肠道缺血缺氧。

（5）长时间的运动。如果运动时间过长，造成大脑缺氧，身体各个器官也开始出现不适。

（6）运动强度太大。从来不参加体育锻炼，突然进行大强度的体育锻炼，很容易造成胃肠道的不适。

运动中出现胃肠道不适的对策如下：

（1）马上停止运动，或者降低运动节奏和减少运动强度，减少体力的消耗，让胃肠道得到充分的休息，减轻胃肠道的负担。

（2）如果身边带有藿香正气水或者藿香正气胶囊，都可以马上服用，减缓胃肠道的不适。

（3）如果出现呕吐，可以适当补充水分。最好是糖盐水，饮水的原则是少量多次。温开水也很好。

(4) 按摩腹部，按摩有助于胃肠道的蠕动，加强肠胃的消化功能，缓解过量进食而造成的胃肠道不适。

运动中怎样预防胃肠道不适出现呢?

(1) 运动前选择易消化的食物，不宜过冷或者过热。

(2) 运动时间与进食时间要间隔 1～1.5 小时，保证胃里的食物大部分已经被消化掉。

(3) 适当地增加衣物，当外界环境变冷时要增添衣物，特别是注意上腹部保暖。

(4) 注意运动适度和适量。运动时要根据老年人自身的身体情况，选择合适的运动项目和运动时间。

(5) 运动前做适度的伸展热身运动，加强腹部肌肉的力量，有利于帮助胃肠道的蠕动，改善胃肠道功能的紊乱。

(6) 胃肠道慢性病患者的健身活动要坚持中小强度、周期性项目为主，摩腹散步就是较好的选择。

(7) 运动要遵循循序渐进的原则，逐渐提高运动强度，避免一次性高强度运动。

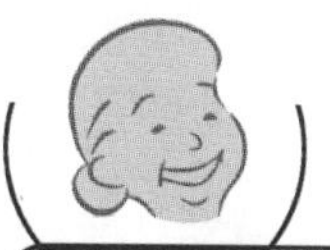

小贴士

老年人运动时胃肠道不适主要表现为胃胀痛、泛酸水、恶心呕吐、腹痛腹泻、下坠感等症状，严重时还会并发消化道出血、穿孔等。

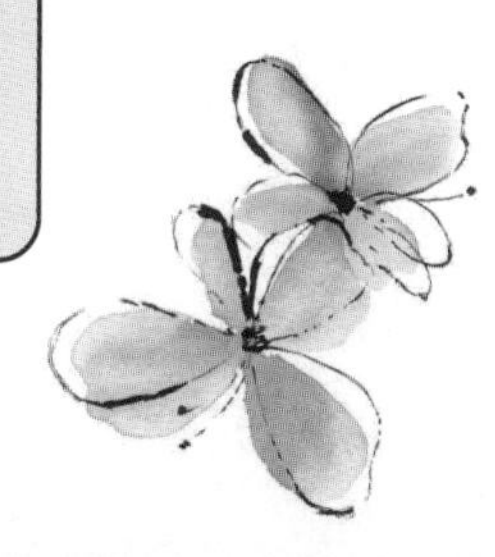

47. 运动中出现低血糖症状如何紧急处理?

在高强度运动后,部分老年人经常会出现低血糖反应。下面主要介绍如何判断运动性低血糖、低血糖症状出现的原因、怎样处理以及如何预防运动性低血糖。

运动性低血糖是指在运动中或者运动后由于血糖降低而导致头晕、恶心、呕吐、冷汗等不适的现象。轻度低血糖的反应为出冷汗、心悸、胸口闷、面色苍白、四肢发抖、饥饿感、全身乏力、情绪和行为改变、注意力不集中、动作不协调等。如果出现轻度低血糖症状后不及时采取补救措施,而是继续参加体育锻炼,后期会发展为瘫倒在地、进食和进水困难、腹痛、恶心、精神恍惚,更严重者会发生昏迷。由于摔倒也会引发二次运动伤害事故。

出现运动性低血糖主要有3个原因:

(1) 空腹低血糖。很多锻炼者为了减肥经常不吃饭直接进行运动,很容易出现运动性低血糖。

(2) 反应性低血糖。这是对进食的一种反应,多发生在进食碳水化合物之后,体内胰岛素的分泌慢于血糖水平的升高,因此当血液中的胰岛素浓度达到高峰时,血糖水平已开始下降,从而发生低血糖反应。

(3) 药物因素。现在患有糖尿病的老年人越来越多,很多老年人都长期注射胰岛素或者服用降血糖药物,参加健身运动后很容易引起运动继发性低血糖症。

运动中低血糖的处理对策如下:

(1) 立即服用可以快速升高血糖的食品,身边常见的食品有果汁、可乐、硬糖或者葡萄糖片等。服用这些升血糖食品后，不能立即进食，否则会延缓葡萄糖的吸收。

(2) 服用过上述食品 1～2 次以后，如果症状有所减轻，血糖有所上升，每隔 10～15 分钟后进食一些含淀粉及肉类的食物。

(3) 如果患者出现精神恍惚甚至昏迷，需要马上确认患者的气管是否通畅，必要时做相应的处理。如果有癫痫发作的时候，要立刻让患者咬住木棍等硬物，防止舌头受伤。

(4) 如果患者出现中重度低血糖症的时候，要立即送医院急诊。

运动性低血糖的预防措施如下：

(1) 宣传告知老年健身者不能空腹运动，在运动前要吃点食物，如牛奶、饼干等，进食 10 分钟以后再开始准备活动。

(2) 饱餐后 1～1.5 小时才可以进行体育锻炼，防止反应性低血糖的发生。

(3) 注射胰岛素或者服用降血糖药物的老年人，必须避免在胰岛素和降血糖药物作用最强的时候运动，如注射短效胰岛素 1 小时左右不可以参加运动。

(4) 高危患者有必要随身携带含糖的饮料和食品，出现低血糖症状的时候，及时补充可升高血糖的食品。

(5) 如果从事的体育项目运动强度比较大、持续时间比较长，可以在运动中适当地补充含糖的食物和饮料。

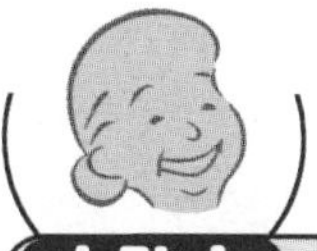

小贴士

老年人在进行体育锻炼的过程中，要时刻注意自己的身体情况，量力而行，做好预防措施，严格防止运动性低血糖的发生。

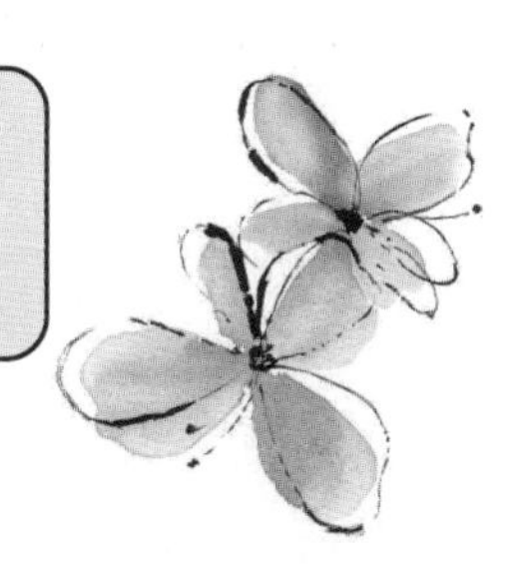

48. 夏季运动时出现中暑怎么办?

我们不主张老年人在夏季高热环境,尤其是在太毒的阳光下进行健身活动。如果老年人在运动的过程中一旦出现中暑应该怎么办?

中暑一般分为3级:

(1) 先兆中暑,其症状主要是头昏、头痛、口渴、多汗、全身疲乏、心悸、注意力不集中、动作不协调、体温正常或者略高。

(2) 轻症中暑,除了具备先兆中暑的症状以外,还会出现面色潮红、大量出汗、脉搏加快、体温上升至38.5℃以上。

(3) 重症中暑,主要包括热射病、热痉挛和热衰竭3种类型。热射病的主要特点就是体温上升至40℃以上,早期大量出汗,继之"无汗",还伴有不同程度的意识障碍;热痉挛的主要特点是肌肉痉挛,同时伴有收缩痛;热衰竭主要症状是头晕、头痛、多汗、口渴、恶心、呕吐,继而皮肤湿冷、血压下降、心率紊乱、轻度脱水、体温正常或者稍高。

中暑的急救措施中下:

(1) 对于先兆中暑和轻症中暑的患者,一经发现,马上脱离高温的环境,将中暑患者转移到阴凉通风处,如树荫下或走廊里,一定要注意通风,杜绝围观,为患者提供一个通风的环境。然后促使热量排出,将患者的衣扣解开,按摩四肢和躯干的肌肉,加速散热。接着物理降温,用凉毛巾、冰块或者酒精擦拭患者的头、颈、腋下、脚掌等部位,达到迅速降温的效果。如果备有藿香正气水或者人丹等药物，可以帮助患者服下，患者症状减轻之后，可以饮用一些绿豆汤和盐水等解暑。很多老年人患有心脑血管疾病，应该马上服用随身携带的应急药物，然后再处理中暑的症状。

（2）对于重症中暑患者，要马上拨打“120”急救电话，将患者及时送往医院急诊科救治。如果在现场抢救的过程中发现患者昏迷，可以将患者头后仰，保持呼吸道通畅。

夏季运动时一定要注意预防中暑：

（1）夏季高温时节，尽可能选择清晨、晚间时段开展健身活动，此时能够避免阳光的暴晒和直晒，活动时间宜短，运动强度要小。

（2）锻炼环境要通风凉爽，尽可能选择在树荫或凉棚下。

（3）锻炼项目以健心、健美、益智为主，练习内容适度，千万不可逞强。

（4）及时补充含盐水的饮料，保持水电解质平衡。

（5）运动服装应该选择白色或者浅色的宽松服装，透气性能要好。

（6）老年人结伴练习，万一出现事故可以有个照应。

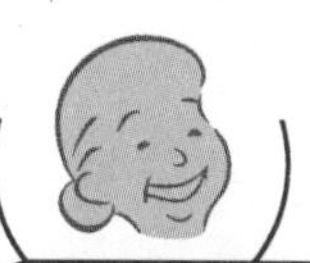

小贴士

老年人在夏季进行运动，由于皮肤汗腺的萎缩和循环系统功能的衰退，机体散热不畅，加上很多老年人还患有心脑血管疾病，体内的热量不能及时散发出去，故很容易出现中暑。老年朋友要切切注意！

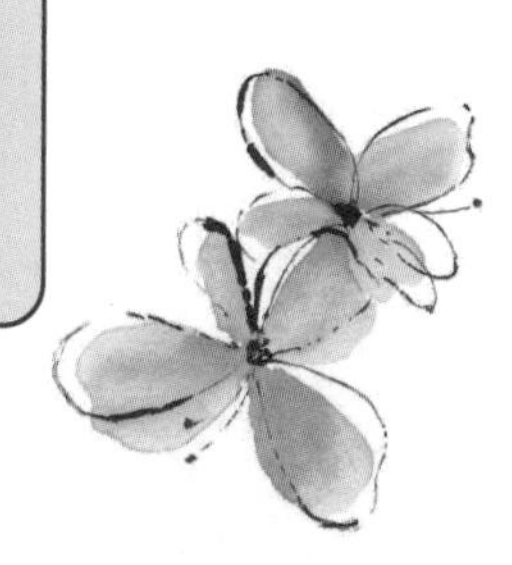

49. 运动中出现小腿抽筋怎么紧急处理？

在进行体育锻炼的时候，有些老年人经常会发生小腿抽筋的现象，应该怎么处理运动时出现的小腿抽筋呢？

运动过程中小腿抽筋的原因主要有以下几种情况：

(1) 环境温度太低，人体运动系统功能尚未打开。

(2) 局部血液循环不好，患有静脉曲张等疾病。

(3) 神经过分紧张，造成肌肉痉挛。

(4) 过度疲劳。有的老年人不能正确评估自己的身体素质，经常进行大负荷运动，造成体内水分和盐分的丢失，体内电解质平衡失调。

(5) 身体准备活动不充分，很多人对运动前身体准备活动重视程度不够，身体的各大器官功能还没有唤醒，就急于进行体育锻炼，极易造成小腿抽筋。

(6) 服用某些降血压、降血脂的药物。

(7) 其他某些未知的原因。

运动中出现小腿抽筋的情况，可以采取以下5种处理办法：

(1) 伸直腿，将抽筋的那条腿用力绷直，脚尖勾起，坚持1～2分钟，抽筋的症状就会消失。

(2) 单足跳，抽筋的脚立于地面，另外一只脚弯起，脚后跟往上提，人也随着往上拔高。

(3) 按压合谷穴，小腿抽筋时迅速按压合谷穴，按压20～30秒之后疼痛缓解。

(4) 热敷，用热毛巾去敷抽筋的小腿，同时伴随按摩，对小腿抽筋很有用。

(5) 两个人相对而坐，两个人的脚心相对，让对方的脚用力地压自己的脚趾，自己抽筋的腿保持伸直，可以很快缓解抽筋。

预防小腿抽筋的做法如下：

(1) 外界环境温度太低的时候，要注意保暖，特别是腿部保暖。

(2) 经常对自己的小腿进行按摩，保证血液循环顺畅。

(3) 放松情绪，把体育锻炼当作一种乐趣。

(4) 运动中感觉到肌肉发硬发胀的时候要立刻停止运动，进行调整休息。

(5) 重视身体准备活动，加强关节韧带的柔韧性练习，使全身的肌肉和关节都活动开后再进行健身锻炼。

(6) 注意盐分的补充。

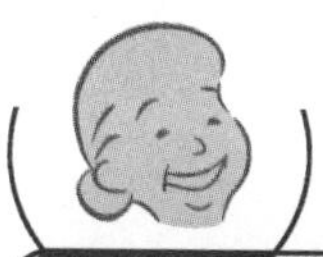

小贴士

老年朋友在游泳过程中突然发生小腿抽筋时，要保持镇静，惊恐慌乱会呛水和使抽筋加剧。先深吸一口气，两手抓住抽筋腿的脚尖，用力向自身方向拉，同时将这条腿用力伸直。一次不行的话，可反复几次，小腿肌肉就会慢慢松弛而恢复原状。上岸后要及时擦干身体，注意保暖，对仍觉疼痛的部位可做适当的按摩，使之进一步缓解。

50. 运动时不慎跌倒摔伤如何处理?

运动跌倒摔伤在运动中是很常见的现象,老年人在运动过程中不慎跌倒摔伤也时有发生。如果发生运动摔伤,老年朋友应该怎么处理呢?

运动跌倒摔伤的部位主要有上肢和下肢损伤。上肢主要以肩、肘、腕关节损伤为主,其中腕关节的损伤最多。主要是由于人在摔倒的时候,会下意识地采取手掌撑地的姿势来保护自己,这就容易出现上肢骨折或摔伤。老年人的骨折愈合期一般需要1~2个月。下肢损伤主要以髋、膝、踝关节的骨折和韧带损伤为主,其中踝关节的损伤最多。原因是人在摔倒的时候,为了保护自己会下意识地踝关节翻转,结果造成踝关节的扭伤或者骨折。另外,老年人股骨颈骨折也是常见摔伤病症,民间素有"老年人股骨颈骨折后会折寿"的说法。

运动中跌倒摔伤后的应急处理如下:

(1) 外皮擦伤:如果跌倒后仅是局部擦伤或擦伤的部位比较浅,只要涂红药水就可以了;如果创面比较深,应该先用酒精清创后再涂红药水。

(2) 肌肉拉伤:肌肉的拉伤一般出现在准备活动不充分或者活动幅度过大的时候。患者应该立即停止运动,用冰块或者冷毛巾冰敷,减少局部充血、水肿。24小时以内不可热敷、搓揉或者理疗。

(3) 韧带扭伤:在摔倒的瞬间,关节部位突然过快扭转,但是附着在关节周边的韧带和肌腱没有达到同步,所以造成扭伤。腕关节、踝关节扭伤后，要把扭伤的部位垫高，并加以固定，然后冰敷2～3天，然后再进行热敷、理疗。前提是排除骨折和韧带撕裂的可能性。

(4) 关节脱位：如果发生关节脱位，患者不能活动，更不能按摩受伤部位，应该马上就医。

(5) 骨折骨裂：立刻拨打“120”急救电话，及时就医。可以向医生说明情况，明确注意事项，等待医生急救。如果是开放性骨折，不可用手回纳，应该用消毒纱布对伤口进行初步包扎止血后，现场可以用木板将骨折处固定。如果找不到固定的材料，可以把腿固定于对侧的肢体上。如果发生昏迷，把患者的头部转向一侧，以免呕吐时将呕吐物吸入肺内而导致窒息。在抢救运送过程中，可以用衣服、被单等垫好，防止身体摆动发生移动。在等待就医过程中，不可随意移动，在运输的过程中也不可晃动。

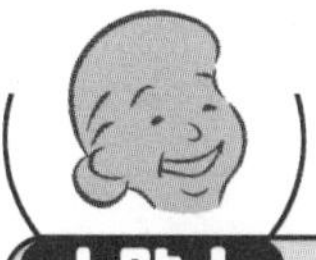

小贴士

老年人运动中跌倒摔伤的原因：①老年人神经系统衰退明显，反应迟钝。②运动系统弱化，表现为关节韧带退化、关节僵硬、平衡协调能力差，导致动作笨拙，很容易发生摔跤。③由于老年人反应速度慢，不能很好地保护自己，一般的倒地就可能会导致不同程度的组织损伤、骨折，造成运动性伤害。

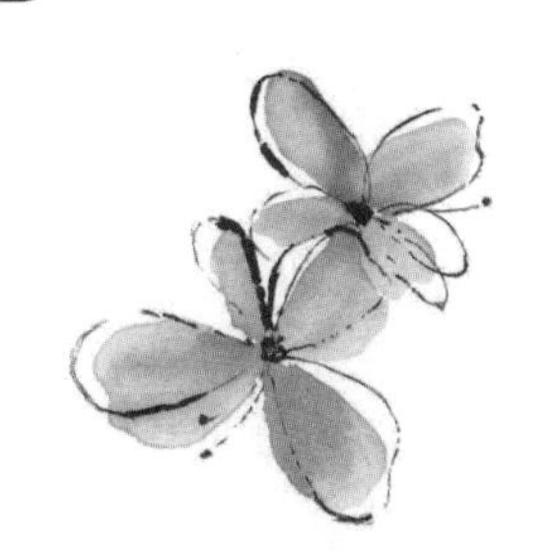

51. 运动后出现肌肉酸痛和关节不适怎么办?

老年人在长时间锻炼或者较大强度锻炼之后经常会出现肌肉酸痛和关节不适,而且这种肌肉酸痛和关节不适经常会持续1~3天。那么,这种肌肉酸痛和关节不适应该怎么处理呢?

(1) 休息:休息能够减缓肌肉酸痛和关节不适。一般来讲,力量性锻炼宜隔天一次,休息一天就是为了修复损伤的肌肉细胞。在休息的过程中,能够修复和供给肌肉和关节的能量供应,使之恢复正常。老年人修复的时间或许更长些。

(2) 静力牵伸练习:通过静力牵伸练习,如压腿、压肩等伸展练习,可以加速肌肉的放松和拮抗肌的缓解,特别是对肌肉痉挛具有明显的功效。需要注意的是,在进行静力牵伸的时候,开始的速度一定要缓慢,牵伸的幅度要适当。经过一段时间的静力牵伸,牵伸的幅度可以逐渐增加,但是不可过分追求牵伸的幅度,牵伸的幅度要适当,当肌肉感到放松了以后,再逐步加大牵伸的幅度。当肌肉牵伸达到一定幅度的时候,要保持30~50秒,然后间歇1分钟,每组3~4次,一般进行2~3组即可。

(3) 酸痛部位按摩:对肌肉酸痛的部位进行按摩,有助于血液循环速度加快,加速代谢产物的排出,而且在静力牵伸练习之后进行按摩,还能够消除牵伸引起的不舒适。

(4) 热敷:对局部酸痛部位进行热敷,可以有效地促进血液循环,提高新陈代谢,缓解肌肉酸痛和关节不适。

如何避免运动后出现肌肉酸痛和关节不适呢?

(1) 进行充分的身体准备活动,让运动系统的肌肉温度增加,肌肉黏滞性降低，关节的活动度增加。

(2) 静力牵伸练习可以放在准备活动之后、正式锻炼之前，这样做可以加速肌肉的放松和拮抗肌的缓解。

(3) 适度练习，控制运动负荷，对自己的身体和能力有正确的认识。体育锻炼虽然能够强身健体，但是过度锻炼反而对身体有害。

(4) 坚持长期运动。很多人平时很少参加锻炼，偶尔一次锻炼，肯定会出现肌肉酸痛和关节不适。如果长期坚持锻炼，可以提高肌肉力量和关节活动度，承受较大负荷强度，避免运动后肌肉酸痛和关节不适的发生。

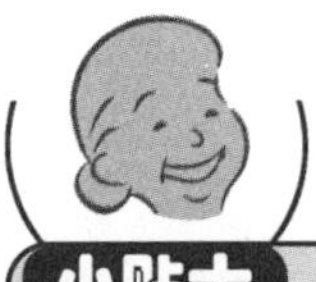

小贴士

老年人由于自身生理功能及运动能力都出现下降的情况，运动锻炼后出现肌肉酸痛和关节不适很正常。如果反应比较大、时间比较长，有些老年人会担心是不是自己肌肉受伤或者关节出现问题，其实这种运动后出现的肌肉酸痛和关节不适的主要原因是肌肉的痉挛、乳酸的堆积以及结缔组织的损伤所造成的，因而不必过虑，可以尽快采取各种恢复措施。

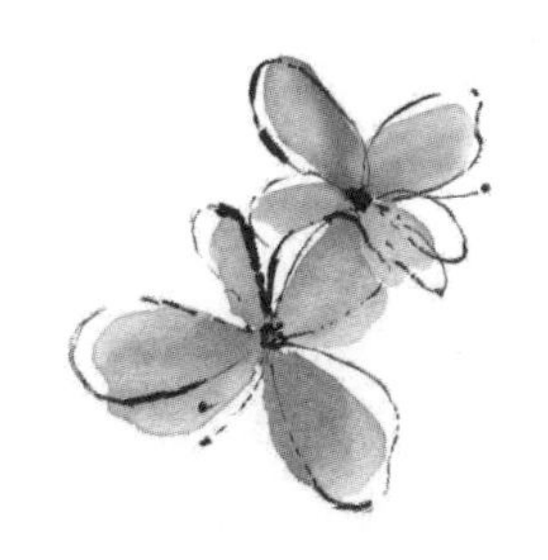

图书在版编目(CIP)数据

运动健身/沈勋章,宋闪编著;上海科普教育促进中心组编. —上海:复旦大学出版社:上海科学技术出版社:上海科学普及出版社,2016.9
("60岁开始读"科普教育丛书)
ISBN 978-7-309-12541-2

Ⅰ. 运… Ⅱ. ①沈…②宋…③上… Ⅲ. 老年人-健身运动-通俗读物 Ⅳ. R161.7-49

中国版本图书馆CIP数据核字(2016)第208479号

运动健身
沈勋章 宋 闪 编著
责任编辑/梁 玲

复旦大学出版社有限公司出版发行
上海市国权路579号 邮编:200433
网址:fupnet@fudanpress.com http://www.fudanpress.com
门市零售:86-21-65642857 团体订购:86-21-65118853
外埠邮购:86-21-65109143
浙江新华数码印务有限公司

开本889×1194 1/24 印张5 字数83千
2016年9月第1版第1次印刷

ISBN 978-7-309-12541-2/R·1571
定价:15.00元